DU CŒUR ET DU SANG

Comment William Harvey élucida le mystère du fonctionnement du cœur

Acteurs de la Science

Fondée par Richard Moreau, professeur honoraire à l'Université de Paris XII

Dirigée par Claude Brezinski et Roger Teyssou

La collection Acteurs de la Science est consacrée à des études sur les acteurs de l'épopée scientifique moderne ; à des inédits et à des réimpressions de mémoires scientifiques anciens ; à des textes consacrés en leur temps à de grands savants par leurs pairs ; à des évaluations sur les découvertes les plus marquantes et la pratique de la Science.

Dernières parutions

Elie VOLF, *De la baguette dite divinatoire, du pendule dit explorateur, et des tables tournantes, Du point de vue de l'histoire, de la critique et de la méthode expérimentale, selon Michel-Eugène Chevreul*, 2024.
Jacques LE MÉE, *De la scie d'amputation aux ciseaux nucléaires, Histoires de chirurgie et de médecine, Et quelques ragots de salle de garde*, 2024.
Michel DUBUISSON, *Pierre-Charles-Alexandre Louis (1787-1872), A French doctor at the dawn of scientific medicine*, 2024.
Sofiane BOUHDIBA, *Histoire médico-sociale de l'urine. De l'Antiquité à nos jours,* 2024.
Jean-François SCHVED, *Dictionnaire du sang*, 2024.
Roger TEYSSOU, *Les calculs de la vessie et la lithotritie,* 2024.
Anne-Marie MARION-AUDIBERT, *Au fil de nos entrailles*, 2023.
Norbert GUALDE, *L'Épidémie c'est l'homme, L'Anthropocène, l'épidémie, la syndémie, la démorésilience*, 2023.
Roger TEYSSOU, *Félix Le Dantec, Breton de Lannion et homme d'exception*, 2023.
Michel PINAULT, *Gustave Flourens : un intellectuel révolutionnaire. Du Second Empire à la Commune de 1871*, 2023.

Édouard Pélissier

DU CŒUR ET DU SANG

Comment William Harvey élucida le mystère du fonctionnement du cœur

L'Harmattan

Du même auteur

La brioche tue plus que le cholestérol, Éditions Odile Jacob, 2012

La vérité sur le sucre et les édulcorants, Éditions Odile Jacob, 2013

Les recettes scientifiques de la longévité heureuse, Éditions Odile Jacob, 2015

Ambroise Paré, Éditions l'Harmattan, 2017

Végétarien, végan ou flexitarien ? Éditions Odile Jacob, 2019

5-7, rue de l'École-Polytechnique, 75005 Paris

http://www.editions-harmattan.fr

ISBN : 978-2-336-48790-8
EAN : 9782336487908

Note

La façon de rapporter certains évènements historiques marquants, présentés comme ayant été entendus par le jeune William au cours d'une conversation entre adultes, comme la décapitation de Marie Stuart, ou racontés par son père, comme l'histoire d'Henri VIII, ou encore auxquels il aurait pu assister, comme l'épisode de la Grande Armada, est un choix de l'auteur pour animer le récit. Il n'y a pas de preuves factuelles laissant entendre que le jeune William en a eu connaissance.

Sommaire

Prologue
Padoue 1600

Le théâtre anatomique du Palazzo Bo à Padoue est le siège d'une grande animation. Les six rangs superposés de gradins sont occupés par des spectateurs qui ont payé cher leur place pour assister à la dissection que va pratiquer le Professeur Girolamo Fabrici d'Acquapendente. L'amphithéâtre bourdonne comme une ruche, tous sont excités, tous parlent à la fois, certains s'interpellent d'un gradin à l'autre, quelques rires nerveux de femmes éclatent ça ou là. Ils sont d'autant plus excités qu'il n'est pas donné tous les jours d'assister à une dissection, qu'il se dit que cette fois Fabrici va montrer sa dernière découverte, et surtout qu'il va montrer le cœur et qu'il va même peut-être le faire passer de main en main dans l'assistance. Le cœur, le siège de l'esprit vital !

L'empilement des gradins superposés et décalés, forme une sorte de gouffre ovale au fond duquel la table de dissection est accessible au regard des spectateurs. Les six rangs sont occupés par une majorité d'hommes, la plupart vêtus de noir, et quelques femmes portant des robes de couleurs chamarrées et des chapeaux exubérants, tous sont accoudés à la balustrade de colonnettes de bois clair finement ouvragé, le regard fixé sur le linceul sous lequel on devine le corps d'un supplicié.

Bientôt arrivent les étudiants, tous vêtus de noir et coiffés d'une toque molle, qui s'installent au deuxième degré, celui d'où la vue est la plus aisée. Puis viennent en cérémonie les notables qui s'installent au premier niveau, les docteurs de la Faculté en robe et toque noires, les édiles de la Ville de Padoue le cou emprisonné dans la haute fraise blanche sur un pourpoint noir, le Podestat vêtu d'une grande robe de velours vert orné de broderies d'or et coiffé d'une calotte rouge, et deux Sénateurs de la Sérénissime resplendissants dans leur grande toge rouge aux larges manches bordées d'hermine, portant un chapeau plat noir et une épitoge verte.

Lorsque le maître apparaît par la petite porte du bas, suivi de deux assistants et d'un valet, l'assistance applaudit longuement. Certains manifestent leur admiration en sifflant, d'autres en criant « Girolamo ! » et en levant frénétiquement les bras. C'est que Fabrici est une star. Il est payé comme une star. On dit qu'il a financé la construction de l'amphithéâtre de ses propres deniers. Il demeure un long moment immobile, savourant pleinement l'ovation, puis il fait un geste de la main pour obtenir le silence, et le brouhaha cesse lentement et laisse place à un silence respectueux, seulement ponctué de quelques raclements de gorge nerveux.

Tous attendent avidement le spectacle. Aucun n'a une pensée pour le malheureux dont le corps git sous le linceul et qui va être exposé au plus profond de sa chair à la curiosité malsaine du public. Un pauvre bougre, qui a dû être condamné à la pendaison pour avoir volé quelque petite pièce d'argenterie chez son maitre. Hormis les étudiants, qui sont là pour apprendre, tous sont là pour le spectacle.

Girolamo Fabrici n'est plus tout jeune, voilà déjà 35 ans qu'il a succédé à son maître Gabriele Falloppio à la Chaire d'Anatomie de l'Université de Padoue, sa barbe est blanche et sa calotte noire ne cache qu'en partie un crâne dégarni surmontant un haut front d'intellectuel. Le valet l'aide à enfiler sur son habit noir de tissu précieux orné de quelques chamarrures, un grand tablier de grosse toile grège, qui monte jusqu'au cou et descend jusqu'aux pieds, puis deux manchettes de la même toile qui protègent les manches amples de son habit, pendant que les deux assistants revêtent eux-mêmes le tablier et les manchettes sur leur pourpoint de drap noir.

Le valet retire alors le linceul et d'un coup, dans un geste théâtral, découvre le corps nu d'un homme dont la maigreur va faciliter la dissection. Un murmure parcourt la salle puis cesse lorsque le valet tend le scalpel à Fabrici. Tous se penchent en avant pour mieux voir et tendent l'oreille dans l'attente des commentaires du maître, qui explique qu'il va montrer d'abord le résultat de sa découverte récente avant de montrer le cœur. Les deux assistants se placent en face de lui pour l'aider en écartant les tissus. Ce sont deux privilégiés qui occupent la meilleure place pour bénéficier de son enseignement. L'un est vénitien, l'autre est un Anglais qui a traversé l'Europe du Nord au Sud pour approfondir sa connaissance de l'anatomie à Padoue. Il se nomme William Harvey, il arrive de Cambridge où il a obtenu récemment son diplôme de docteur. Il est jeune, sa chevelure abondante tombe en boucles brunes sur ses épaules et sa barbe taillée en pointe est aussi noire que ses yeux.

Fabrici annonce qu'il va montrer les sortes de valvules présentes dans les veines dont il a mis en évidence l'existence récemment, qu'il a nommées *veinarum ostiolis*. Il découvre d'abord la veine grande saphène sur son trajet de la cheville au pli de l'aine, par une incision au niveau de la face interne du genou. Puis, ayant dénudé la veine sur un ou deux doigts de long, il incise sa paroi et y introduit une sonde en direction de l'aine. Découvrant alors la veine en incisant au pli de l'aine, il montre que la sonde ayant cheminé depuis le genou fait saillie sous sa paroi. Il incise la paroi du vaisseau sur le relief de la sonde qui a traversé la veine depuis le genou sans difficulté, ce qui lui permet d'affirmer qu'elle n'a pas rencontré d'obstacle, puis il la retire. Maintenant il demande à l'assistance de bien regarder la suite. Il introduit cette fois-ci la sonde dans la veine à partir de l'orifice pratiqué au niveau de l'aine afin de la faire ressortir au niveau de l'incision du genou. Mais, comme le prévoit Fabrici, les choses ne se produisent pas ainsi : la sonde cesse de progresser à mi-hauteur de la cuisse. Elle est bloquée par un obstacle. Alors l'opérateur regardant la salle, demande de nouveau au public de bien ouvrir les yeux. Il est fier de sa découverte et il le montre. Ayant incisé la peau au niveau du point d'arrêt de la sonde, il libère la veine, l'ouvre et montre que la progression de la sonde est arrêtée par des sortes de peaux, en forme de cupules, comme trois nids d'hirondelle, dont les bords étroitement affrontés entre eux forment un diaphragme qui a bloqué la sonde.

Les spectateurs sont en admiration devant cette découverte, ils applaudissent, mais le maître n'en dit pas plus. Harvey, lui s'interroge : les valvules ont empêché la sonde de cheminer de haut en bas, mais n'ont opposé aucun obstacle de bas en haut. Pourquoi ? Il doit y avoir une raison. Il se demande à quoi elles servent, car la nature ne fait rien sans raison. Découvrir leur existence présente peu d'intérêt si on ne cherche pas à comprendre pourquoi la nature les a placées là. Le jeune docteur va s'y employer.

Mais Fabrici annonce à présent qu'il va montrer le cœur. Dans la salle l'agitation est à son comble, on va voir le cœur, le siège de la chaleur vitale, le siège de l'esprit vital. Puis le silence se fait lorsque l'anatomiste saisit une grande pince coupante. Avec un bruit de craquements d'os, Fabrici sectionne les côtes une à une, de chaque côté du sternum de bas en haut, de façon à découper un volet dans la paroi osseuse du thorax. Il enlève le volet formé par le sternum et les côtes pour découvrir le contenu de la cage thoracique, comme on relèverait le couvercle d'une boîte. Les premiers viscères qui s'offrent à la vue sont les poumons.

Une femme, puis une autre, puis encore deux autres dans l'assistance s'effondrent sans un cri. Elles n'ont pas osé dire plus tôt qu'elles allaient se trouver mal et qu'elles désiraient sortir. Certains de leurs compagnons tentent de leur faire retrouver leurs esprits en les souffletant. D'autres plus prévenants leur font respirer des sels, qu'ils avaient pris soin d'apporter. Un murmure parcourt l'assistance. Fabrici continue sans broncher et les deux assistants échangent quelques mots à voix basse en souriant. Ils attendaient cette distraction, qui ne manque pas de se produire à chaque dissection publique.

Les aides réclinant les poumons, le maître tente de montrer d'abord le cœur en place, mais la chose n'est pas facile du fait de la situation profonde de l'organe. Alors, maniant habilement le scalpel, il incise la membrane qui enveloppe le cœur et sectionne un à un les gros vaisseaux qui s'y abouchent et qui ont pour effet de le maintenir en place. Il extrait l'organe du thorax et l'offre à la vue de tous. Un liquide brunâtre s'en écoule et tache les manchettes. Le cœur est une grosse masse de couleur rouge-brun, de forme grossièrement ovoïde, avec une extrémité plus petite que l'autre. Le professeur explique que le cœur est creusé de quatre cavités différentes, deux ventricules aux parois épaisses et deux oreillettes dont les parois sont plus minces. Puis il montre à l'assistance les orifices des différents vaisseaux qui s'abouchent à ces différentes cavités en les énumérant : l'artère aorte et la veine artérieuse[1] dans les ventricules, les deux veines caves, supérieure et inférieure dans l'oreillette droite, et les quatre artères veineuses[2] dans l'oreillette gauche.

Après quoi, ayant posé le cœur sur la table de dissection, d'un geste sûr, à l'aide d'un grand couteau bien affûté, d'un geste continu, il le fend en deux dans le sens de la longueur de la pointe à la base, pour montrer en détail les différentes

---

[1] Qualifiée de veine à l'époque car elle contient du sang noir et artérieuse en raison de la structure de sa paroi. C'est l'artère pulmonaire.

[2] Qualifiée d'artère à l'époque car elle contient du sang rouge et veineuse en raison de la minceur de sa paroi. Ce sont les veines pulmonaires.

cavités. L'organe ouvert, il montre qu'un ventricule communique avec une oreillette par un orifice muni de sortes de volets mobiles qu'il nomme des valves, attachés par des sortes de cordes, et il explique qu'il y a deux ensembles à peu près identiques formés chacun d'un ventricule et d'une oreillette, séparés l'un de l'autre par une cloison étanche. La disposition des valves est telle que le sang peut passer de l'oreillette au ventricule, mais pas en sens inverse. Ayant nettoyé le vieux sang avec une éponge trempée dans la cuvette d'eau disposée à côté du corps, l'anatomiste montre que la cloison de séparation ne comporte aucun orifice. Il insiste sur ce fait, qui a été découvert ici même par un de ses prédécesseurs nommé Vésale en ouvrant le cœur humain, qui est contraire à ce qu'a écrit Galien et que l'on répète à l'envi dans toutes les facultés d'Europe. La cloison qui sépare les cavités du cœur n'est pas perforée comme ils l'enseignent.

1
Naissance dans l'Angleterre Élisabéthaine, 1578

Le premier avril 1578, Joanne Halke offre à son mari Thomas Harvey, son premier enfant d'une lignée de sept garçons et deux filles. On lui donne un prénom de conquérant, William, le prénom du roi normand qui a conquis l'Angleterre cinq siècles plus tôt. Joanne est la deuxième femme de Thomas, qu'il a épousée après que sa première épouse Juliana fut morte en couches. C'est qu'en ce temps les femmes payent un lourd tribut pour perpétuer l'espèce. Lorsque l'accouchement se passe mal on est démuni, en présence d'une hémorragie on est désarmé, et surtout on ignore l'existence des microbes, ni les sage-femmes ni les chirurgiens ne se lavent les mains, et les infections font des ravages. Joane a une solide constitution et fait de beaux enfants. Tous vivront longtemps, sauf Sarah la deuxième fille qui mourra à onze ans.

William vient au monde dans une Angleterre qui est alors à l'un des sommets de sa grandeur sous le règne d'Élisabeth première du nom, surnommée la Reine Vierge parce qu'elle a refusé de se marier. Elle a résisté aux injonctions de ses conseillers qui la pressent d'assurer sa succession et l'avenir du royaume, et elle a refusé tous les princes d'Europe qui se sont portés candidats. Ce qui ne signifie pas qu'elle ne vécut aucune passion amoureuse, car elle aime passionnément son ami d'enfance Robert Dudley, et ce qui n'empêche pas non plus qu'elle s'entoure en permanence d'une cour d'admirateurs masculins de haut rang. Elle a jugé qu'aucun des prétendants, qu'il fût prince d'Espagne, de France ou d'Autriche, n'était digne d'elle et de la grandeur de l'Angleterre. Elle a épousé le royaume.

Un royaume riche, respecté, violent comme l'est le monde d'alors et en proie à des divergences religieuses comme les autres pays d'Europe. L'industrie et le commerce sont florissants, les navires de commerce sillonnent les mers. Bourgeoisie et gentry s'enrichissent. Thomas Harvey en fait partie, il est *pepperer*, il importe des épices d'Orient. Des épices qui valent de l'or car elles changent la vie en apportant des saveurs que la monotone nourriture de l'époque ignore, étant basée sur la viande, les céréales, le chou et les fèves.

Le drap anglais lui s'exporte bien car il est apprécié dans le monde entier. Il est fabriqué avec la laine des moutons et l'élevage du mouton est une manne pour les propriétaires terriens, car il y faut beaucoup moins de bras que pour faire pousser des céréales. Alors les propriétaires ont recours massivement au système des *enclosures*, qui existe depuis le Moyen-Âge mais qui atteint dès lors un niveau inégalé. Ils clôturent leurs grandes propriétés et ils les consacrent à l'élevage des moutons. Les céréales doivent par conséquent être importées et coûtent de plus en plus cher. Les petits paysans qui faisaient pousser quelques céréales et paître quelques animaux sur les terres communes, maintenant privatisées, étant dépouillés de leur seul moyen de subsistance, abandonnent leurs villages et partent vers les villes, notamment Londres où ils viennent grossir la foule des miséreux. Ils s'entassent dans des maisons insalubres, qui bordent des rues si étroites que le soleil purificateur n'y pénètre que faiblement, des boyaux boueux où l'on déverse toutes sortes d'immondices y compris les vases de nuit, où l'air chargé de miasmes exhale une odeur fétide et où pullulent les rats. Face à la gravité de la situation on a décrété les lois sur les indigents, qui édictent que les invalides soient hébergés dans des sortes d'hospices sinistres et que les autres soient soumis au travail forcé.

Les femmes et les enfants travaillent comme les hommes douze heures par jour. Dans leurs logements de misère, du moins pour ceux qui ne vivent pas dans la rue, ils souffrent de malnutrition, du manque d'hygiène et des maladies. Alors, les plus rebelles se tournent vers la délinquance. Ils mendient, volent et agressent les bourgeois. Ils n'hésitent pas à tuer pour voler et les proxénètes livrent à la prostitution les jeunes femmes pauvres, les *doxies*.

En retour la sévérité de la justice est terrible. Pour un vol ou autre larcin on coupe ou on brûle une oreille. Pour avoir volé des moutons dans un champ, on peut couper une ou même les deux mains d'un coup de hache, car on ne plaisante pas avec les moutons. Thomas More dans son *Utopia* dénonce l'élevage des moutons qui « naturellement doux et facilement tenus en ordre, peuvent maintenant en quelque sorte dévorer les hommes et qui dépeuplent les villages ». L'image est forte.

L'élevage intensif du mouton perturbe en effet gravement la société. L'exode rural engendre la misère, la pauvreté engendre la délinquance et la justice sévit lourdement en retour. On marque le front au fer rouge. On condamne facilement à mort, sans avoir toujours des preuves bien établies. Les prostituées et les proxénètes sont condamnés à être tirés attachés à un bateau dans la Tamise jusqu'à ce qu'épuisés ils se laissent mourir. Le vol, l'homicide, et autres crimes sont punis de la pendaison. Les personnes condamnées pour des crimes ayant rapport avec les activités maritimes sont attachées à un poteau à marée basse et lentement noyées par la montée de l'eau lorsqu'elle atteint la bouche puis le nez. La punition la plus sévère appliquée notamment en cas d'atteinte à la sûreté de l'État – il ne faut pas grand-chose pour en être accusé –, consiste à pendre le coupable et à le dépendre rapidement sans attendre que la mort survienne afin qu'il demeure conscient, puis à l'écarteler. Après quoi, s'il est encore en vie, ses membres sont coupés, il est éviscéré, le tout est jeté dans un feu et le condamné forcé à regarder ses viscères livrés aux flammes. En supposant évidemment qu'il lui reste encore assez de vie pour être capable de jouir du spectacle ! Les nobles eux, ont le privilège d'être décapités et les plus proches du pouvoir, voire les reines et les rois eux-mêmes n'y échappent pas. Marie Stuart, cousine de la reine Élisabeth et seule prétendante au trône qui soit légitime pour les catholiques, perdra sa tête sur le billot, comme plus tard son petit-fils devenu roi à son tour, Charles Ier. Le vaste terrain vague de Smithfield formant une sorte de triangle à la convergence d'une demi-douzaine de rues, juste en dehors du mur d'enceinte de Londres, côté Ouest, où se tiennent des réunions publiques, des foires et des rassemblements populaires de toutes sortes, est avec Tyburn un des hauts lieux des exécutions publiques, qui attirent des foules hurlantes, avides de sang et de spectacles cruels. Les têtes de criminels sont fixées sur des piquets à l'entrée coté Southwark du London Bridge, et leurs corps sont répartis aux différentes portes de la ville, informant tout nouvel arrivant qu'il a intérêt à respecter la loi.

Le royaume est violent. Il n'y a pas d'acquittements devant la Justice des Tudor. Certes, il y a plusieurs théâtres à Londres, dont le Globe de Shakespeare, où l'on joue des pièces de théâtre – en 1631 il y en a 17 à Londres – mais on ne dédaigne pas les combats d'animaux, même à la cour. On fait combattre de gros molosses contre un ours ou un taureau. On peut leur livrer dans l'arène un cheval ou mieux un cheval monté par un chimpanzé, qui sont mis en pièces par les mastiffs, et ces spectacles peuvent être organisés pour la populace dans certains quartiers, aussi bien que pour la Cour à Whitehall.

*

Comme toute l'Europe, le royaume est en proie à des désordres religieux. On pend, on brûle, on étripe, on démembre au nom de Dieu, et pire au nom du même Dieu, car c'est le même Dieu que révèrent catholiques et protestants. Ils sont tous chrétiens. Avant Élisabeth, sous le règne de sa demi-sœur Marie, fille d'Henri VIII et de Catherine d'Aragon, pieuse princesse espagnole farouchement catholique, on brûle les protestants condamnés pour hérésie. Elle en sacrifie tellement qu'on la surnommera la *Bloody Mary*. Lorsqu'elle meurt, au bout de cinq ans de règne c'est sa demi-sœur Élisabeth qui devient reine. Élisabeth rétablit la religion anglicane, alors on pend et on brûle les catholiques. On en brûle moins que l'on n'a brûlé de protestants, mais on en brûle bien assez.

La religion tient en effet une part essentielle dans la vie des gens, la présence à la messe le dimanche est obligatoire, ainsi que la communion au moins trois fois par an sous peine d'amende. Manger de la viande pendant le carême peut conduire en prison, mais heureusement le veau et le poulet sont assimilés au poisson. Or, la religion ne va pas sans la sorcellerie car Satan est un ange déchu et on croit autant à Dieu qu'au diable. La pratique de la sorcellerie est courante, les hommes et surtout les femmes qui s'y adonnent y croient aussi bien que les juges qui les condamnent. Parmi les premiers il y a ceux qui y ont recours pour acquérir des pouvoirs leur permettant de se venger de leur voisin, de leur maître, d'un amour déçu, ou de leur position inférieure dans la société, ou encore simplement pour gagner leur vie en prétendant prévoir l'avenir, soigner ou au contraire jeter des sorts. A l'inverse, les juges qui combattent la sorcellerie le font pour protéger la société de ces malfaisants.

On croit que depuis la chute de Lucifer, des légions de démons malfaisants ont envahi l'air, l'eau, la terre et le feu. Lucifer et ses hordes de démons cherchent à nous séduire pour faire le mal, et ils ont la tâche facile parce que nous portons dans notre chair la concupiscence et la luxure qui sont prêts jour et nuit à nous jeter dans les bras de Satan et de ses légions. Avant la chute, l'univers était fondamentalement ordonné et bénéfique, mais depuis la chute, la mort, le mal et le désordre se sont installés.

On croit aux pouvoirs occultes des démons et des esprits qui dirigent le monde à travers des techniques de magie. Les esprits aériens sont responsables des tempêtes, des naufrages, de la foudre qui brûle les maisons, et aussi des maladies comme la peste. Les esprits des eaux, naïades ou nymphes, peuvent causer des inondations, des naufrages et aussi séduire et tromper les marins en prenant l'apparence d'une femme. Les démons terrestres, faunes, satyres, nymphes des bois, trolls et fées hantent les forêts. Ce sont eux qui dansent la nuit sur la lande où ils forment les ronds de sorcières où poussent les champignons maléfiques. Les démons souterrains, provoquent les tremblements de terre et communiquent avec l'enfer pour torturer l'âme des damnés. Ainsi le démon règne sous une infinité de formes, et les sorcières sont en lien avec tous ces esprits.

Pour jeter des sorts, elles utilisent des figurines qu'elles fabriquent en argile, ou encore avec la racine de mandragore dont les radicelles figurent la barbe et les cheveux. Les sorcières soumettent ces figurines à des piqûres ou des brûlures pour provoquer des souffrances chez la personne qu'elles représentent. Elles se réunissent en sabbat dans la forêt pour danser, festoyer, et honorer le diable. Elles s'y nourrissent soit de nourritures princières si délicieuses que le commun a peine à les imaginer, soit au contraire de la chair des crapauds, des pendus, de cadavres déterrés, ou de la chair d'enfants non baptisés. Elles ont aussi des rapports charnels avec le démon. Les sorcières peuvent assister en personne au sabbat, aussi bien que vivre la cérémonie sans que leur corps se déplace, en s'enduisant de compositions magiques qui les font tomber dans un profond sommeil. Comme ces démons menacent la société, les sorciers et surtout les sorcières sont purifiés par le feu et le spectacle attire des foules considérables qui applaudissent au sacrifice.

C'est dans ce Londres, dont les mentalités sont plus proches du Moyen-Âge que des Lumières, que William Harvey va révolutionner la médecine en fondant la connaissance sur l'association de l'expérimentation et du raisonnement, au lieu de continuer à répéter inlassablement les dogmes admis depuis des siècles sans être jamais remis en cause.

2
King's School, Canterbury, 1588

Thomas Harvey est installé à Folkestone, un petit port du Kent. C'est un homme d'affaires avisé, bon gestionnaire, échevin de sa ville, dont il sera élu maire en 1600. La famille habite une de ces grandes maisons bourgeoises proches du port, où Thomas gère ses affaires. Les Harvey sont aisés, la maison ne manque pas de serviteurs qui vaquent aux tâches ménagères et entretiennent le feu dans les cheminées, les enfants sont bien nourris, vêtus de bon drap, et ils bénéficient d'une excellente éducation, où la discipline et le travail tiennent autant de place que le sport et les activités de plein air. C'est une vieille famille dont le blason est orné de trois croissants d'argent, peut-être en référence à l'Orient avec lequel le *pepperer* est en relation d'affaires.

En 1580, alors que William est âgé de deux ans, vient au monde une petite sœur, Sarah, et deux ans après un petit frère prénommé John, puis Thomas en 1584. C'est surtout avec les deux garçons John et Thomas que le futur savant partage les jeux d'enfants, les escapades à la plage et au port.

William est un élève studieux, il réussit bien à l'école et comme il est l'ainé, lorsque la famille reçoit quelques notables de la ville, lorsqu'à la fin du repas les femmes se réunissent dans un coin du salon et les hommes dans un autre fumant le cigare et sirotant un brandy, il est admis près des hommes. Assis sur le tapis au pied du fauteuil de son père il ouvre grand les oreilles. En ce printemps 1587, les conversations courent sur la mort de Marie Stuart condamnée à la peine capitale par Élisabeth, même si la reine se défend de l'avoir voulu et aimerait bien en rejeter la responsabilité sur le Conseil privé.

Certains approuvent la décision royale, d'autres sont plus nuancés. L'affaire n'est pas simple car Marie Stuart reine d'Ecosse, catholique, était considérée par les catholiques anglais comme l'héritière légitime du trône d'Angleterre après la mort de la catholique Marie Tudor – la *Bloody Mary*. En effet, ils ne reconnaissent pas la légitimité du mariage d'Anne Boleyn la mère d'Élisabeth avec son père Henri VIII, puisque le pape n'avait pas reconnu le divorce du roi d'avec la catholique Catherine d'Aragon. Ceux qui approuvent la reine Élisabeth, arguent du fait que Marie Stuart constituait une menace pour elle, parce qu'elle était soupçonnée de comploter pour éliminer la reine et prendre sa place avec le secours des catholiques. D'autant plus qu'elle était proche de la cour de France, catholique, où elle avait été éduquée et dont elle avait même été reine pendant un peu plus d'un an, avant de retourner en Ecosse à la mort prématurée de son jeune époux, le roi François II de France de santé fragile.

Ceux qui désapprouvent la reine Élisabeth tiennent des propos plus prudents, mais ils lui reprochent d'avoir bafoué les lois de la famille puisque Marie était sa cousine, puisqu'ayant été chassée d'Ecosse par une confédération de nobles elle avait cherché refuge chez sa parente Élisabeth en toute confiance, et qu'elle s'était ainsi en quelque sorte placée sous sa protection. Ils ajoutent *mezzo voce*, car il y a des oreilles indiscrètes partout, qu'il n'est pas prouvé du tout qu'elle eut comploté. Le jeune garçon frémit lorsque le récit arrive à sa fin, même si en ces temps la mort est la compagne de tous les jours, lorsqu'il entend que Marie a été décapitée le 8 février, que toute vêtue de rouge elle est allée à la mort fièrement, en reine pleinement consciente de son rang, qu'elle a posé elle-même sa tête sur le billot, qu'elle a écarté ses longs cheveux pour dégager le cou et qu'elle n'a pas bronché lorsque le bourreau, ivre ou maladroit, a dû s'y reprendre à trois fois pour décoller la tête du corps.

*

L'année suivante, ce n'est pas sans un pincement au cœur que le jeune William qui a fêté son dixième anniversaire le 1er avril 1588, découvre le grand porche et les hauts murs d'enceinte de King's School à Cantorbéry. Arrivé en coche avec son père qui va le présenter au recteur de sa nouvelle école, il découvre avec appréhension les hauts murs crénelés et la lourde porte qui ferme le grand porche. On toque à la petite porte en ogive qui jouxte la grande et après avoir parlementé avec le gardien, William et son père pénètrent dans la cour ceinte de bâtiments austères qui ne sont pas faits pour rassurer.

En route, Thomas a raconté à son fils l'histoire de cette prestigieuse école où l'enfant a l'honneur d'être admis. C'était autrefois un monastère de moines catholiques construit sur les lieux d'une très vieille abbaye fondée il y a près de mille ans, par Saint Augustin de Cantorbéry envoyé évangéliser l'Angleterre par le pape Grégoire le Grand, et ce monastère a été transformé en école par décision du roi Henri VIII, voilà un demi-siècle. Henri VIII avait épousé en premières noces Catherine d'Aragon, une pieuse princesse espagnole, veuve d'Arthur Tudor, qui accoucha de sept enfants, dont seule une fille prénommée Marie, celle qui avait régné juste avant Élisabeth, avait survécu. Or comme tous les souverains, Henri VIII était obsédé par l'arrivée d'un garçon qui pourrait un jour assurer la succession au trône. Alors le roi, lassé de sa brune épouse, plus âgée que lui, au demeurant bigote et peu affriolante, séduit par une blonde et belle jeune femme de la suite de la reine qui se nommait Anne Boleyn, voulut répudier sa princesse espagnole pour épouser la séduisante jeune Anglaise. Il fallait pour cela que le pape annule le premier mariage, mais Clément VII ne voulait rien entendre.

Alors, au terme d'âpres négociations et d'échanges parfois peu diplomatiques, Henri VIII décida de passer outre. Un tribunal anglais qui ne pouvait évidemment pas aller contre la volonté du roi, prononça la nullité du premier mariage, puis quelques jours plus tard les noces du roi avec Anne Boleyn étaient célébrées. La réponse du pape ne se fit pas attendre, il procéda à l'excommunication d'Henri VIII. Sur quoi le roi d'Angleterre, loin de se considérer maudit, décréta que l'Église d'Angleterre serait indépendante de Rome et qu'il en serait le chef. Il créa l'Église Anglicane. Dans la lignée, en 1534 il avait décidé de procéder à la dissolution des monastères catholiques. Ils furent fermés, les moines furent chassés, leurs biens confisqués et les locaux changèrent de destination. C'est ainsi que fut créée l'école royale de Cantorbéry en 1541 sur le site de l'ancienne abbaye.

Pendant le reste du voyage, Thomas a expliqué à son fils comment Anne Boleyn n'ayant donné au roi qu'une fille, l'actuelle reine Élisabeth, puis un garçon mort-né et s'étant par ailleurs fait beaucoup d'ennemis à la cour, fut accusée à tort ou à raison d'adultère et condamnée à avoir pour cela la tête tranchée un peu plus de trois ans après son mariage.

Dès le lendemain, le roi se fiançait à son nouvel amour Jeanne Seymour et l'épousait dix jours plus tard. Jeanne Seymour lui donna enfin un fils mais elle mourut en couches, et à la mort d'Henri VIII ce fils était devenu le roi Édouard VI, qui était mort jeune et n'avait régné que six ans avant Marie 1ère puis Élisabeth 1ère.

Veuf de cette troisième épouse, Henri VIII avait épousé Anne de Clèves qu'il répudia moins d'un an plus tard, pour épouser Catherine Howard. Celle-ci fut elle aussi accusée d'adultère et décapitée, alors que le jeune homme avec qui elle avait trompé le roi, Thomas Culpeper était lui aussi décapité et qu'un certain Francis Dereham, avec qui il semble qu'elle n'ait eu de relation qu'avant d'épouser le roi, était pendu, démembré et éviscéré. En dernier ressort, Henri VIII avait épousé Catherine Parr qui lui survécut.

*

Les premiers temps de la vie à Cantorbéry, William comme tous les enfants envoyés en pension souffre du dépaysement. Il faut s'habituer aux nouveaux camarades, essuyer les vexations des plus grands, jouer des poings, se faire sa place et se faire de nouveaux amis. Il faut s'habituer au long alignement de lits du dortoir, à l'immense réfectoire où des centaines d'élèves prennent place, assis face à face sur de longs bancs de part et d'autre de deux longues tables, dans un brouhaha que le haut plafond de bois ne parvient pas à atténuer. Rapidement le nouvel arrivant de petite taille mais robuste et doté d'une forte personnalité, va trouver sa place et s'adapter à la vie austère de l'école. Les levers à l'aube dans les petits matins froids, la course pour se débarbouiller et endosser l'uniforme, les cours qui commencent à six heures, les prières, les psaumes, la discipline stricte, les punitions en cas de manquement, allant de la retenue aux coups de verges de branches souples de bouleau ou de saule, et heureusement un ou deux après-midis consacrés au sport et aux activités de plein air libératrices. William n'est pas souvent puni, il est sérieux et intelligent, il apprend vite et il retient tout. Il étudie la littérature anglaise, les mathématiques et le latin. Très important le latin pour devenir médecin. Plus tard, devenu savant, il rédigera ses livres en latin et il correspondra en latin avec les partisans de ses théories comme avec ses détracteurs.

En attendant, il a la nostalgie de la maison familiale, de la plage et du port. Il songe souvent à sa mère Joane, à la douceur des gestes et de la parole maternelle, même si comme toute la fratrie il a été éduqué à la discipline qui règne dans les bonnes familles bourgeoises, et il revit en imagination les jeux animés qu'il partageait avec John et

Thomas et avec ses sœurs Sarah et Juliana. Quant au petit frère Daniel né l'an dernier c'est encore un bébé. Eliab lui, vient seulement de naître et William ne le connait pas encore. Le jeune garçon retrouve tout le monde avec joie lorsqu'il retourne à Folkestone pour les vacances d'été et il ne s'attarde pas à la maison. Sitôt rentré sitôt parti avec John et Thomas à la plage ou au port, d'où par temps clair on peut voir les côtes de France, qui semblent si proches qu'on a l'impression de pouvoir les atteindre à la nage. Ils ne se lassent pas d'observer les bateaux que l'on charge de tissus anglais et ceux qui reviennent d'Orient, chargés d'objets rutilants et de sacs d'épices odorantes qui nourrissent les rêves d'aventure.

*

En ce mois d'août 1588, William étant retourné à Folkestone pour les vacances d'été, l'animation des quais est tout autre. Des centaines d'hommes s'activent sur les quais et sur les bateaux. Les ordres, les cris, les interpellations, les coups de sifflet, les claquements et les craquements du matériel transbordé, les couinements des poulies et le grincement des roues des chariots, font un brouhaha encore plus excitant que les senteurs des sacs d'épices. On charge de petits canons sur les quelques navires côtiers qui constituent la contribution de la ville dans le cadre des accords passés depuis des siècles entre la couronne et la *Confederation of Cinque Ports,* dont Folkestone fait partie avec Douvres. Les chariots apportent en quantité des vivres, de l'eau, de la poudre et des boulets que l'on charge sur les navires.

C'est que la guerre est proche. On dit que le roi Philippe II d'Espagne va attaquer l'Angleterre. Il a l'intention de protéger de sa flotte que les Espagnols nomment la *Grande Armada* les troupes du Duc de Parme Alexandre Farnèse, son neveu auréolé d'une réputation de redoutable chef de guerre. Ces troupes basées aux Pays-Bas embarqueront sur des bateaux à fond plat afin de débarquer sur les côtes anglaises, de remonter la Tamise jusqu'à Londres et de faire prisonnière la reine Élisabeth. William a du mal à comprendre. Ce roi Philippe n'avait-il pas été roi consort d'Angleterre pendant quelques années, alors qu'il avait épousé Marie Tudor qui avait régné avant Élisabeth ? Alors il a posé la question à son père qui lui a expliqué les raisons de ce revirement.

Le roi Philippe II d'Espagne a hérité de son père Charles Quint du plus grand royaume au monde, un empire sur lequel dit-on le soleil ne se couche jamais, qui englobe l'Espagne, le Portugal, une grande partie de l'Italie, la Franche-Comté et les Pays-Bas en Europe, le Pérou en Amérique et les Philippines en Asie. L'or et l'argent affluent du Nouveau Monde, transportés par la plus grande flotte marchande qui ait jamais sillonné les océans. Or, ce roi très catholique est animé par la haine de la protestante Élisabeth, qui non seulement est illégitime à ses yeux comme elle l'est pour le pape, mais qui par surcroit a fait décapiter l'an dernier la catholique Marie Stuart, seule prétendante au trône d'Angleterre qui soit légitime selon lui. Défenseur de la religion de Rome, Philippe II veut venger ce forfait. Qui plus est, les chiens de mer anglais ne cessent d'attaquer et de dévaliser les navires qui ramènent l'or d'Amérique en Espagne. Il y a quatre ans, une flottille de 25 navires, dont certains appartenant à des nobles anglais et même à la reine, sous le commandement de Sir Francis Drake, un favori d'Élisabeth, appuyée par quelques corsaires, a attaqué Vigo en Galicie, puis Santiago dans les îles du Cap Vert et terminé son raid en mettant à sac San Domingo dans l'île d'Hispaniola, l'île même où Christophe Colomb avait accosté en 1492. L'an dernier, le même Francis Drake est allé « roussir la barbe de Philippe II », comme il dit, en détruisant 24 bateaux dans le port de Cadix et en emportant quantité de vivres et autres fournitures de guerre.

Les adultes disent que la guerre est donc inévitable. On ne sait pas où exactement les Espagnols tenteront de débarquer, ce sera sûrement sur les côtes du Kent, mais on ignore si ce sera à Folkestone, à Douvres ou plus au nord à Margate, plus proche de l'embouchure de la Tamise. Les bruits qui courent sont alarmants, on sait que la flotte espagnole est la plus grande du monde. Ils vont pouvoir envoyer plus de cent navires, des gros navires, chargés de canons, de soldats et de munitions, et les soldats du redoutable Farnèse basés aux Pays-Bas attendent pour débarquer en Angleterre. Alors, on dispose des hommes en armes le long des côtes du Kent face à la France et aux Pays-Bas. La reine elle-même, en armure étincelante, chevauchant un superbe cheval blanc, est venue en personne haranguer ses troupes à Tilbury à l'embouchure de la Tamise, où un camp a été établi sous le commandement de son favori Robert Dudley, Comte de Leicester. William et John ont pu observer les petits postes de soldats souvent équipés de bric et de broc, échelonnés en retrait de la plage, ainsi que les amas de branchages en forme de tumulus imprégnés de goudron, auxquels les guetteurs mettront le feu dès que les navires espagnols seront en vue, afin de transmettre le message de proche en proche jusqu'à Londres, par une ligne de feux allumés tour à tour.

Lorsque se produit l'affrontement, la nuit du 7 au 8 août 1588, les Anglais qui savent que leur seule chance de salut réside dans la destruction de la flotte espagnole pour empêcher les soldats de Farnèse de débarquer en Angleterre, n'hésitent pas à sacrifier huit navires pour contrer les Espagnols. Ils les chargent de matières combustibles, ils bourrent la gueule des canons à double charge, puis bénéficiant d'un vent favorable, ils allument des mèches et précipitent leurs brûlots contre les navires espagnols au mouillage en face des côtes françaises, devant Gravelines. Les quelques marins audacieux qui se trouvaient à bord pour la manœuvre, se sont précipités à l'eau avant l'abordage, alors que les canons sous l'effet des flammes qui embrasaient la poudre déchargeaient leur feu sur les bateaux espagnols, avant de venir s'écraser contre eux pour les enflammer. Les marins espagnols pris de panique, ne pouvant pas manœuvrer, ont coupé les amarres, de sorte qu'une partie de la *Grande Armada* disparaissait en fumée alors que l'autre partait à la dérive, entraînée par une tempête venue opportunément à la rescousse. Au matin du 8 août, seuls cinq gros et lourds navires espagnols font face aux bateaux anglais plus rapides, plus faciles à manœuvrer, armés de canons plus légers, plus mobiles et plus maniables, qui leur infligent encore de sérieux dégâts, avant que la tempête achève la déroute de la *Grande Armada* et sans que les soldats du Duc de Parme aient pu prendre la mer. L'Angleterre était sauvée.

3
Cambridge, 1593

En ce beau jour de mai 1593, le coche transportant William, qui est âgé de 15 ans, accompagné de son père arrive à Cambridge par le sud, longe d'abord les maisons d'habitation avant de s'engager dans High Street, laissant à sa gauche l'imposante chapelle et les prestigieux bâtiments de King's College, et à sa droite les églises St Edward et St Mary the Great.

Alors que la voiture parcourt au pas la rue centrale à la recherche du collège qui va accueillir le jeune homme, William s'émerveille devant la taille et la beauté des bâtiments qui défilent de chaque côté de la rue. Au pas du cheval, il a tout le loisir d'admirer les rangs superposés de fenêtres en ogive croisées de meneaux, les tours et les tourelles surmontées de flèches décorées, les statues et les innombrables ornements sculptés qui enrichissent les façades de dentelles de pierre, ainsi que les porches monumentaux surmontés de bas-reliefs, à travers lesquels on a le temps d'entrevoir au pas du cheval l'impeccable tapis vert des pelouses soignées. Bientôt on tourne à gauche dans University Street puis à droite dans une petite rue qui débouche sur le porche du collège Gonville and Caius dans lequel William a été admis.

Gonville and Caius, est plus modeste que certains de ses prestigieux voisins, comme Trinity ou King's College, qui ne sont éloignés que de quelques rues, mais c'est tout de même un des plus anciens de Cambridge et il ne manque pas de prestige. Les nouveaux arrivants y accèdent par la *Porta Humilitatis*. Il faudra attendre la fin des études et le diplôme pour quitter le collège par la *Porta Honoris*. La façade de Gonville est aussi richement ornée que celle des collèges voisins, mais côté cour ce sont la simplicité, la rigueur, et on pourrait même dire l'austérité qui dominent. Gonville Hall a été fondé voilà deux siècles, par Edmund Gonville, pour des étudiants relativement modestes et les bâtiments n'ont pas fait l'objet de rénovations jusqu'en 1557, sous l'impulsion du docteur Kaye dit Caius, qui était médecin ordinaire de la reine et qui disposait d'une confortable fortune. Grâce à sa fortune Caius n'exigeait pas de droits des étudiants, mais il avait d'autres exigences : il refusait d'accepter dans l'établissement tout étudiant contrefait, sourd, aveugle, boiteux, estropié, mutilé, ou encore ceux qui étaient atteints de maladie contagieuse, et de façon générale tous ceux qui étaient atteints d'une quelconque cause d'invalidité. S'ajoutaient à la liste des exclus, les Gallois. Il ne voulait que du bon grain. À Gonville and Caius comme dans les autres collèges, on étudie la littérature, le Latin et le Grec, la grammaire, la logique, la rhétorique, l'arithmétique, et la musique bien sûr, et aussi les sciences et la médecine. Le docteur Kaye avait obtenu de la reine la permission de disposer de deux corps de condamnés par an pour la dissection.

La vie au collège est plutôt austère, partagée entre le travail et les activités physiques. Tous les étudiants portent la même robe noire et la toque plate. Les petites chambres mal chauffées, disposant de quatre lits superposés, font regretter la grande maison de Folkestone où le feu brûlait dans toutes les cheminées. Les repas sont pris en commun dans l'immense réfectoire tout en longueur, où les étudiants sont assis de part et d'autre de quatre longues tables occupant toute la longueur de la pièce sous la haute charpente en bois ouvragé, alors que les professeurs occupent une table d'une vingtaine de places disposée transversalement à un bout de la pièce. Levés à l'aube, les étudiants doivent obligatoirement effectuer leurs oraisons à la chapelle, avant d'assister à une lecture. Après quoi, la matinée est coupée par un repas à dix heures, puis la journée d'étude se poursuit avec quelques interruptions, jusqu'à la prière du soir et au coucher. Les portes sont fermées à huit ou neuf heures du soir. Harvey n'aura pas trop de mal à s'adapter aux conditions de la vie communautaire, car il en a déjà fait l'expérience à la King's School de Canterbury. L'équitation, complète la formation, car tout gentleman qui se respecte doit bien monter à cheval et parce que l'équitation n'est pas qu'un sport, c'est le moyen de déplacement le plus courant après la marche, et Harvey ne cessera jamais d'y recourir. Pendant toutes les années que William passera à Cambridge, le royaume prospère et libéré de la suprématie espagnole, mène une guerre acharnée et sanglante pour la domination de l'Irlande.

Le voyage pour Folkestone est long et le jeune Harvey ne retournera à la maison familiale que pour les vacances d'été. Ce sera l'occasion de faire connaissance avec les nouveaux membres de la famille, Matthiew et Michael, les jumeaux qui voient le jour en 1594, puis la petite dernière, Amye en 1596.

À la fin de l'année universitaire 1597, au cours d'une cérémonie solennelle, entouré de ses parents, en présence des autres étudiants avec lesquels il a établi une relation durable comme le font tous les diplômés de grandes institutions, le jeune homme reçoit son diplôme de *Bachelor of Arts*. Après quoi William Harvey quitte définitivement Gonville and Caius par la *Porta Honoris*. À 19 ans, il est docteur et il va partir compléter sa formation dans la prestigieuse université de Padoue. Jusqu'à présent, l'étudiant sérieux, discipliné et travailleur a bouclé son cursus sans problèmes, avec une régularité de métronome. Maintenant il va rechercher des idées nouvelles dans l'université la plus renommée du monde qui abrite les plus grands noms de la science.

4
Padoue, 1598

Le jeune diplômé de Cambridge arrive à Padoue après un long voyage. Il a traversé la Manche en bateau, puis il a traversé l'Europe du Nord au Sud. Son émotion est grande le jour où les murs d'enceinte crénelés de la ville dans laquelle il s'apprête à passer quelques années avec des Italiens dont il ne connait ni la langue ni les mœurs, se dressent au bout de la route, dominant la boucle que forme la rivière Bacchiglione dont la ville est entourée comme une île. Après avoir montré le sauf-conduit aux gardes et obtenu d'eux à grands renforts de gestes la direction du Palazzo del Bo, on franchit la porte d'enceinte, puis le coche enjambe encore deux petits ponts pour traverser les méandres de la rivière qui se ramifient à l'intérieur de la ville, avant de franchir la porte San Benedetto ouverte dans la deuxième enceinte qui entoure la vieille ville. Parcourant ensuite quelques rues bordées d'élégants bâtiments aux façades claires, brillant sous la lumière vive du Sud, qui contrastent avec la pierre grise et surchargée d'ornements des bâtiments de Cambridge, et animés d'arcades qui abritent de la pluie et du soleil, le coche se rend au Palazzo del Bo situé près du mur d'enceinte du côté opposé à la Porta San Benedetto.

L'université occupe un beau bâtiment qui porte le nom d'une ancienne auberge à l'enseigne du bœuf dans laquelle elle avait été créée en 1222 par un groupe de professeurs et d'étudiants ayant quitté Bologne pour jouir d'une plus grande liberté. C'est cette tradition de liberté, garantie par la République de Venise, qui attire les savants de toute l'Europe et confère à l'université de Padoue sa réputation mondiale. La façade du bâtiment est ornée à chacun des deux étages d'une série de hautes fenêtres peu espacées, surmontées de frontons en arc d'ogive au premier et en triangle au second, qui lui confèrent la majesté convenant à une faculté. Le lion ailé de Saint Marc, symbole de Venise, veille au-dessus du monumental porche d'entrée, rappelant que Padoue est sous la tutelle de la Sérénissime. C'est à l'indépendance de Venise à l'égard du pouvoir pontifical et de l'Inquisition que l'université de Padoue doit son grand prestige et sa réputation auprès des esprits libres. Elle est célèbre dans le monde entier. Les étudiants y affluent de toute l'Europe et elle s'honore de noms célèbres parmi les professeurs, comme Vésale, Galilée ou Copernic, le concepteur du modèle héliocentrique, mort voilà un peu plus de 50 ans, qui avait étudié la médecine à Padoue un temps dans sa jeunesse.

Dans les autres universités européennes, c'est le corps professoral qui gouverne, souvent inféodé au pouvoir politique et surtout au pouvoir religieux. A Padoue ce sont les étudiants eux-mêmes qui désignent les professeurs par élection, sans aucune ingérence de l'Église, alors que celle-ci règne sans partage à Rome et sur les autres états d'Italie. L'enseignement est dispensé par deux facultés, *Universitas Juristarum* la plus importante et la plus riche, et *Universitas Artistarum* responsable de l'enseignement des « arts », c'est-à-dire la théologie, la philosophie et la médecine. La langue internationale est le Latin. Dans chaque université les étudiants sont regroupés en fonction de leur origine en nations, tant il y a d'étudiants étrangers. Dans chaque nation ils désignent chaque année un ou deux représentants, les *conciliarii*. Le sérieux et le charisme de l'étudiant Harvey, laissant présager de sa brillante carrière future, lui vaudront d'être élu *conciliarius* de la nation anglaise à trois reprises.

La vie des étudiants est austère, la nourriture est maigre et il n'y a pas de vitres aux fenêtres, mais seulement un rideau de lin. William mène la vie de tous les étudiants de cette époque alternant travail intense, lecture à la lueur de la bougie, cours et surtout pour les futurs médecins dissections, car l'anatomie est alors la science nouvelle, la science en vogue avec l'astronomie, la raison pour laquelle William a fait le voyage de Padoue.

On découvre l'intérieur du corps humain, on veut comprendre sa mécanique, comme on cherche à comprendre la mécanique céleste. Pendant des siècles on l'a ignorée, l'enseignement se bornant à rabâcher ce qu'avaient écrit les anciens. La science médicale se résumait jusque-là à la lecture sans cesse répétée des écrits de Galien. On admettait comme vérité ce que le médecin de la Rome antique, actif au deuxième siècle de notre ère, avait écrit plus de mille ans avant, d'autant que la dissection du corps humain avait longtemps été interdite par l'Église, comme sacrilège. Les autres universités obtiennent depuis peu l'autorisation de disséquer un ou deux corps de condamnés par an, mais à Padoue on dissèque librement toute l'année. C'est pour cette raison que Vésale était venu de Louvain à Padoue après être passé par Paris. C'est ici qu'il a écrit son célèbre ouvrage *De humani corporis fabrica*. Il est mort en 1544, mais ses élèves et successeurs ont maintenu la tradition, Colombo, Fallopius et Caesalpinus sont tous des anatomistes connus, et maintenant le titulaire de la chaire est Girolamo Fabrici d'Acquapendente, qui a fait construire le magnifique amphithéâtre d'anatomie où il pratique la dissection publique du corps humain.

Comme la plupart des étudiants de toutes les époques, William travaille dur, vit dans des conditions spartiates et il fait parfois aussi la fête dans les tavernes. Et comme les rues ne sont pas très sures, l'étudiant sérieux prend ici comme les autres, l'habitude de porter une dague au côté dont il ne se départira pas plus tard, lorsqu'il sera de retour à Londres. C'est qu'il y a aussi à Padoue une université rivale de Bo, placée sous l'autorité du pape Grégoire VIII, et les conflits entre étudiants des deux universités rivales sont courants. Il se dit même qu'il est arrivé qu'un recteur de Bo fût assassiné par des agresseurs masqués.

Fabrici d'Acquapendente est médecin, chirurgien et professeur d'anatomie. Dans la tradition de Vésale il pratique la dissection du corps humain en public. Il est également passionné par la recherche sur le développement de l'embryon et les processus de la génération, qu'il rapporte dans son ouvrage *Opera Omnia Anatomica et Physiologica*. Il étudie l'embryon dans l'œuf de poule, en raison de sa facilité d'accès. En faisant des coupes à des dates successives après la fécondation, il peut observer les progrès du développement progressif de l'embryon, l'apparition et le développement successifs des différents organes, mais l'étude est limitée à l'aspect macroscopique parce que le microscope n'a pas encore été inventé.

Sur le corps humain, son apport personnel est la mise en évidence récente de l'existence de valvules dans les veines. Broutille à première vue par rapport à l'immense travail de son prédécesseur Vésale, mais pas tant que cela, car l'existence des valvules a des implications considérables pour comprendre comment le sang circule dans le corps. Leur présence implique en effet que dans les veines le sang ne peut circuler que dans un sens, c'est-à-dire des extrémités vers le cœur. Pourtant, l'anatomiste n'a pas pour autant remis en cause la conception de Galien. Il a constaté que « l'orifice des valvules est tourné vers la racine des membres ». Il devrait donc en conclure que la circulation du sang dans les veines ne peut se faire qu'en direction de la racine des membres et donc du cœur, et non pas en sens inverse comme Galien l'a affirmé et comme on le répète depuis des siècles dans toutes les facultés d'Europe.

Mais Fabrici est un adepte de Galien, auquel il fait souvent référence dans son traité de chirurgie, et pour que ses observations soient en accord avec la sacro-sainte théorie de Galien il interprète mal la fonction des valvules.

Puisque la théorie énonce que dans les veines le sang peut aussi bien circuler en direction du cœur que vers l'extrémité des membres, Fabrici admet que « la nature les a créées pour retarder jusqu'à un certain point le cours du sang, pour l'empêcher de couler à flot ou en totalité, à l'instar d'un fleuve, soit vers les mains, soit vers les pieds ». Il les interprète en somme comme des goulots d'étranglement pour empêcher que le sang ne coule en trop grande quantité vers les pieds et les mains, alors qu'en fait ce sont des valves anti-retour, ce qui implique que le sang ne peut circuler dans les veines qu'en direction du cœur. Au lieu de déduire les choses à partir des faits observés, l'anatomiste cherche une explication conforme à la théorie en cours. Suivant Galien, on pense que les artères « aspirent » le sang en se dilatant comme un soufflet aspire l'air afin de l'expulser après sur le feu, et que le sang artériel transporte « l'esprit vital ». On professe que « le sang artériel sort avec impétuosité et par secousses lors de la dilatation de l'artère, au contraire il s'arrête lors de la constriction » ... « et finalement fait assez voir au sortir de l'artère qu'il est copieusement muni d'esprits ».

En somme, le professeur comme ses collègues, a observé évidemment que le sang gicle par saccades lorsqu'on incise une artère, mais comme il n'a pas compris que les saccades sont provoquées par les contractions du cœur, il les explique par le fait que les artères aspirent le sang pour se remplir. Et pour faire bonne mesure on ajoute une pincée « d'esprits ».

Contrairement au maître l'élève fera preuve d'une réflexion plus approfondie, et le jeune Anglais se posera la question de l'utilité de ces valvules. Il conclura logiquement que le sang des veines ne peut circuler que dans un seul sens, des extrémités vers le cœur, et il démontrera aussi que les pulsations des artères sont dues aux battements du cœur et non à leur action propre de dilatation et de contraction, comme on le croit alors.

*

Même si les maîtres padouans dispensent un enseignement qui est à la fois moderne par la pratique courante de la dissection du corps humain, et archaïque par l'attachement aux théories de Galien, Harvey s'imprègnera de l'esprit de liberté et du brassage d'idées qui règnent à l'université de Padoue. Galilée y professe que c'est la terre qui tourne autour du soleil et non l'inverse. On y étudie la façon dont le corps humain est fabriqué en disséquant des corps de condamnés, même si on ne cherche pas encore à comprendre vraiment comment il fonctionne. C'est à la génération de Harvey de s'atteler à cette tâche. Désormais il s'attachera à éclaircir le mystère de la circulation du sang. Il lui faudra beaucoup de persévérance pour y parvenir et encore plus pour défendre ses idées contre les autres savants dont la puissance de l'esprit est entravée par la croyance et la fidélité au modèle antique.

Vésale qui a été professeur à Padoue il y a un peu plus de 50 ans, a bien décrit l'anatomie, mais il n'a pas cherché à comprendre la physiologie. Il a bien constaté que la cloison qui sépare les deux cavités du cœur n'est pas perforée comme on l'enseigne, mais il n'a pas osé mettre en doute la théorie de Galien, selon laquelle un peu de sang passerait du ventricule droit au ventricule gauche, par des perforations de cette cloison. Il se dit même « embarrassé pour dire quel rôle exact le cœur joue dans ce phénomène ». Il voit bien qu'il n'y a pas d'orifices, mais il ne cherche pas à comprendre quel est le véritable mécanisme. Puisque Galien a dit que le sang passe par de petits orifices, il faut bien qu'il y passe, même si on ne voit pas d'orifices. L'explication donnée par Leonard Fuchsius montre bien quel est l'état d'esprit auquel Harvey devra se confronter. Si on constate que la théorie admise par tous n'est pas en accord avec les faits que l'on observe, on ne cherche pas à modifier la théorie, mais on trouve une explication alambiquée pour adapter les faits à la théorie. Fuchsius écrit « les fossettes ne nous paraissent pas perforées, afin sans doute que nous soyons forcés d'admirer l'ouvrier de toutes choses, qui fait passer par des trous inaccessibles à notre vue, le sang du ventricule droit dans le ventricule gauche ». Cela revient à dire que Dieu, qui est l'ouvrier de toute chose, a fait en sorte que nous ne puissions voir ces perforations microscopiques afin de forcer notre admiration !

On ne contredit pas le « prince des médecins » comme on désigne Galien. On ne prend pas le risque d'entrer en conflit avec la Faculté et surtout avec l'Église. Celle-ci est très puissante et ne tolère pas que l'on mette en cause les dogmes établis. Certes, on est au temps des grandes découvertes et l'humanité n'a jamais été aussi entreprenante, mais les médecins contrairement à Christophe Colomb ou à Magellan ne sont pas des aventuriers, ils sont tout le contraire, des bourgeois qui professent un métier envié et respecté, qui gagnent bien leur vie, qui appartiennent totalement à la société de leur temps, et qui ne sont pas prêts à prendre des risques pour défendre une idée.

D'autres savants feront preuve eux aussi d'une grande prudence, comme Galilée. Certes l'université de Padoue jouit d'une certaine liberté, mais l'Inquisition de Rome n'en est pas moins active. En 1600, alors que William Harvey est à Padoue, le philosophe Giordano Bruno est brulé pour hérésie à Rome. Prêtre dominicain, astronome, mathématicien, philosophe, il fait preuve d'un esprit critique et d'une liberté de pensée tels qu'ils ne peuvent être tolérés par l'Église. Il met en cause, le dogme de la trinité, la virginité de Marie et la transsubstantiation, c'est-à-dire la transformation au cours de l'eucharistie du pain en le corps du Christ et du vin en le sang du Christ. Rien que de très factuel après tout ! Il adopte la théorie de Copernic selon laquelle c'est la terre qui tourne autour du soleil et non l'inverse. Il va même beaucoup plus loin, affirmant qu'il existe une infinité de soleils et de terres dans un éther infini. Peut-on imaginer concept plus moderne et en même temps plus iconoclaste pour l'époque, puisqu'il n'est pas loin de penser comme aujourd'hui que l'Univers est en expansion ?

Professant de telles idées, les exposant dans de nombreux livres, le philosophe doit fuir en 1576. Il va alors changer plusieurs fois de ville en Italie, en passant par Padoue. Puis il parcourt l'Europe, passant par la Genève de Calvin, la France où il est un temps protégé par Henri III et l'Angleterre où il l'est par Élisabeth. Lorsqu'il rentre en Italie, il fait l'objet d'un procès à Venise où il n'est pas condamné. Mais la Curie Romaine parvient à le faire extrader à Rome. Alors il est arrêté, poursuivi pour hérésie et au terme d'un procès qui dure plusieurs années, il est déclaré hérétique et brûlé le 17 février 1600 sur le Campo de'Fiori, dominé de nos jours par la statue du moine.

Lorsque son emploi du temps le lui permet, William Harvey assiste aux cours de Galilée. Il n'est pas concevable en effet, qu'un esprit curieux, qui a quitté le confort de la vie à Folkestone où la famille a pignon sur rue, qui a traversé la mer, puis une partie de l'Europe, pour profiter du vent de liberté, de nouveauté, de progrès, d'invention qui souffle sur Padoue, n'ait pas la curiosité d'assister aux cours du plus célèbre savant de son époque.

Galileo Galilei enseigne à Padoue depuis 1592 la physique, les mathématiques, l'astronomie et l'architecture militaire. Alors que l'enseignement officiel reste fidèle au modèle cosmogonique d'Aristote mort en 322 avant Jésus Christ, qui professe que la terre est le centre du monde et que le soleil tourne autour de la terre, Galilée a adopté le concept de Copernic, mais il reste longtemps prudent et il ne le dit pas expressément. Il ne se contente pas de manipuler des idées. Il a un atelier de mécanique avec un ouvrier, et dans cet atelier il réalise des applications pratiques comme le compas géométrique et militaire. C'est dans son atelier qu'il fabriquera la lunette astronomique lorsqu'il découvrira la longue vue créée par les opticiens hollandais quelques années après que Harvey aura quitté Padoue. Et c'est cette invention qui lui permettra d'accéder à la notoriété en étudiant la lune, en montrant que sa surface n'est pas lisse mais animée de montagnes et de cratères dont il dessine le relief, en constatant que la voie lactée est formée d'un grand nombre d'étoiles, en découvrant les satellites de Jupiter et les taches solaires. Alors ce sera la gloire, les Medici le prendront sous leur protection et il sera même reçu par le Pape. L'hubris lui fera perdre toute prudence, il finira par être rattrapé par le tribunal de l'Inquisition et condamné en 1633. En abjurant, il évitera le bûcher et il n'écopera que d'une assignation à résidence.

Malgré tout, l'esprit qui règne à Padoue n'est pareil à celui d'aucune autre faculté et Harvey s'en imprègne. Même si on ne va pas jusqu'à publier tout ce que l'on pense ou tout ce que l'on a découvert, on parle et les idées circulent. Si Galilée avait été plus discret, s'il avait moins fait état de son savoir, s'il avait été moins arrogant, il n'aurait peut-être pas été inquiété par l'Inquisition. Realdo Colombo qui a enseigné à Padoue une dizaine d'années avant, s'il n'a pas compris le circuit complet que fait la circulation du sang, a compris en disséquant des chiens vivants que le passage du sang du ventricule droit au ventricule gauche se fait par les poumons et non par des perforations qui n'existent pas. Il l'a écrit dans son ouvrage *De re anatomica* et Harvey ne peut pas avoir méconnu cet ouvrage. Lorsqu'il quittera Padoue muni de son prestigieux diplôme de Docteur es Physique le 25 avril 1602, ce sera avec des idées plein la tête et la ferme intention de découvrir comment se fait la circulation du sang.

5
Londres 1603

Au retour de Padoue Harvey s'installe à Londres, où règne une atmosphère de fin de règne aggravée par l'épidémie de peste. La santé de la reine Élisabeth qui avait commencé à se dégrader depuis plusieurs mois s'aggrave au printemps 1603. Elle réside au Château de Richmond à l'Ouest de Londres alors que la peste ravage la ville et elle y rend son dernier soupir le 24 mars. Le fléau sévit déjà depuis trois ans dans les villes du nord du continent, notamment à Amsterdam et à Rotterdam, les grands ports avec lesquels Londres entretient des relations commerciales suivies, et elle arrive en Angleterre par la mer. Déjà en 1602 le Conseil privé de la reine avait interdit le débarquement de marchandises et de personnes en provenance de ces ports. Le printemps 1603 est particulièrement chaud et en mars, comme la santé de la reine se détériore, le Conseil a décrété la fermeture de tous les ports anglais.

La mort d'Élisabeth signe la fin de la dynastie des Tudor. C'est Jacques VI d'Ecosse, le fils de Marie Stuart qui avait été décapitée sur ordre d'Élisabeth, qui est l'héritier légitime au trône d'Angleterre. Il succède donc immédiatement à Élisabeth, mais en raison de la peste il n'arrivera à Londres qu'en mai, il ne sera couronné que le 25 juillet et l'ouverture de son premier parlement sera reportée à l'année suivante. Le règne de la dynastie des Stuart est donc inauguré par une épidémie dévastatrice comme l'avait été celui des Tudor en 1485. La peste est une malédiction divine et cette Peste sera considérée par certains comme la punition des péchés de la Reine Vierge. Le cérémonial traditionnel du couronnement est annulé : « L'heure de gloire du roi a été anéantie par la toute-puissance de Dieu visitant la ville et prenant des vies ». La déception est grande et elle est aggravée par les conséquences économiques de l'épidémie. La foire de St James à Westminster et la foire de St Bartholomew, comme d'autres encore dans un rayon de 50 miles sont annulées. Le 12 avril le maire de Londres décide de mettre en œuvre les mesures de prévention habituelles. Cependant, fin avril Sir William Waad membre du Conseil privé, informe que plusieurs magistrats ont quitté la ville, alors c'est le désordre.

La cour s'installe à Hampton Court, hors de Londres. En septembre la peste s'est répandue à Great Yarmouth. En octobre deux maisons du quartier de Wapping où avaient été entreposées des marchandises en provenance de Pologne sont infestées et tous les occupants sont morts. La peste frappe aussi la garnison anglaise qui soutenait les Hollandais assiégés par les Espagnols à Ostende. Le risque de contamination est encore majoré par le grand nombre d'étrangers venus à Londres avec l'entourage du nouveau roi. Giovanni Scaramelli, l'ambassadeur vénitien en Angleterre, estime qu'en ce temps il y a 100.000 bouches supplémentaires à nourrir. L'été est anormalement chaud. En juillet les morts sont plus nombreux et à Westminster neuf maisons ont dû être mises en isolement.

*

On ne sait pas encore que la maladie est transmise par les puces des rats, et encore moins par une bactérie qui ne sera reconnue que presque trois siècles plus tard par le pastorien Alexandre Yersin. On ignore même l'existence des microbes. Depuis Galien on pense que la maladie résulte d'un déséquilibre entre les quatre humeurs que sont le sang, le phlegme, la cholère et la mélancholie, du fait de la corruption de l'air par des exhalations putrides produites par des corps pourris, ou par les eaux stagnantes des mares et des marécages par temps chaud. On attribue aussi un rôle à la conjonction des planètes et on pense surtout qu'elle est envoyée par Dieu pour punir les hommes de leurs péchés. Alors on prie.

Comme on a compris aussi qu'elle est contagieuse, on isole. On construit des *pesthouses* dans lesquelles on enferme les malades et lorsqu'elles sont pleines, ce qui survient rapidement tant il y a de cas – « les maisons vomissaient les cadavres qu'elles n'avaient pu digérer » – on les enferme dans leurs maisons, avec ceux de la famille qui ne sont pas malades et on marque les portes d'une croix. La croix de Saint Antoine, en forme de T, peinte en bleu ou en rouge, le signe qui était déjà utilisé pour signaler les lépreux. Les maisons en quarantaine sont fermées de l'extérieur et on livre de la nourriture aux pestiférés tant qu'ils sont en vie. Ceux qui refusent d'être confinés sachant ce qui les attend, s'exposent à être jugés pour félonie et donc à être condamnés à mort.

Les édiles qui n'ont pas quitté la ville, car beaucoup fuient le plus vite possible à la campagne, ordonnent que l'on nettoie les rues et que l'on cure les fossés et les rigoles, car les rues de Londres sont très sales on y jette toutes sortes de détritus, les vases de nuits, comme le sang et les restes de viscères des animaux de boucherie. Le sol n'est pas pavé, on marche dans la boue et les immondices, au mieux les rues sont-elles parcourues par un caniveau central. Parfois on jonche le sol de joncs, mais on ne les change pas, on en rajoute par-dessus et ce tapis végétal est souillé de crachats, de vomi, d'urine, de restes de nourriture et autres saletés. Ce sont les animaux errants qui nettoient les rues, les chiens et les chats et surtout les cochons qui divaguent librement et qu'aucun déchet ne rebute. On ordonne de les tuer craignant qu'ils transmettent les miasmes, mais les rats eux pullulent librement.

On ordonne que les corps soient enterrés de nuit sans passer par l'église avec une assistance réduite au minimum

– pas plus de six personnes. Le glas égrène sa sonnerie glaçante presque en continu dans toutes les paroisses de Londres. On ordonne de retirer une partie des vitraux des églises pour aérer. On contrôle les entrées aux portes de la ville et on place en quarantaine les équipages, les passagers et la cargaison des bateaux arrivant du continent.

On recommande d'épandre des pelures d'oignon et des plantes aromatiques sur le sol, d'allumer du feu dans les maisons et dans les rues pour purifier l'air et si possible d'y brûler des plantes aromatiques comme romarin, lavande, sauge, menthe, muscade, ou tabac, ce produit nouveau qui vient des Amériques. On peut aussi en faire des petits bouquets que l'on porte sur soi, ou des embrocations. Certains recommandent même de porter un morceau d'excrément séché provenant d'un malade mort de la peste, comme antidote.

Cependant, les mesures de prévention ne sont pas acceptées par tous. Puisque la peste nous est envoyée par Dieu pour nous punir de nos péchés, tenter de s'en préserver par des moyens humains est inutile. C'est Dieu qui décide du sort de chacun d'entre nous. Notre heure est déterminée, comme l'évoque le sablier que l'on voit toujours représenté dans un angle sur la plupart des gravures de l'époque figurant la mort armée de la faux. Alors, nombreux sont ceux qui accordent plus d'importance aux prières qu'aux mesures d'isolement. On prie, on pratique des rites expiatoires, on dit des messes, on organise des prières collectives et des processions. Les catholiques s'adressent à Saint Sébastien qui avait survécu aux flèches et à Saint Roch, qui atteint de la peste, avait survécu grâce à un chien qui lui apportait chaque jour un pain. Les protestants eux ne font pas appel aux saints, mais la liturgie anglicane comporte aussi des prières pour la peste comme pour d'autres calamités.

Par conséquent les prédicateurs prêchent en chaire qu'il n'y a pas de raison d'éviter les rassemblements religieux et les obsèques. Ils ont d'autant plus d'audience que les magistrats eux sont partis en nombre se mettre à l'abri. C'est au point qu'en novembre 1603 le prédicateur Henoch Clapham doit être emprisonné jusqu'au mois d'août suivant afin qu'il cesse de nuire par ses appels à ne se vouer qu'aux prières et à négliger les mesures d'isolement. Le désordre et la violence s'installent. Le *City Marshall* de Londres qui tente d'intervenir avec deux de ses hommes pour faire respecter l'ordre alors qu'un enterrement est suivi par une foule importante, est molesté. Certains commerçants se débarrassent des corps de leurs domestiques décédés, en les mettant dans des sacs qu'ils transportent en chariots la nuit chez d'autres de leurs employés résidant dans les quartiers populaires, afin que leur maison ne soit pas mise à l'isolement. Et comme toujours dans ces situations on cherche des boucs émissaires, les nombreux Français qui vivent à Londres sont accusés de porter la maladie et victimes de violences.

Comme le plus sûr moyen d'échapper à la peste est de partir loin, les riches quittent la ville. Beaucoup de magistrats, de médecins, d'apothicaires et même des membres du clergé abandonnent leurs fonctions pour se rendre à la campagne, où ils sont d'ailleurs parfois accueillis par des paysans armés de fourches et de bâtons qui craignent que ces importuns apportent la peste dans leur village. En octobre 1603 Scaramelli écrit que les affaires sont dans une confusion absolue. Personne ne paie plus ses dettes dans l'espoir que par chance, leur créancier soit contaminé et que la dette s'éteigne avec sa mort. Les autorités françaises refusent les cargaisons de tissus anglais, le commerce maritime est à l'arrêt. La nourriture manque parce que les paysans n'entrent plus dans la ville pour y apporter leurs produits, les riches qui faisaient vivre les commerces de proximité sont partis, laissant leurs domestiques sans le sou, désemparés. Et Londres se dépeuple, l'épidémie de 1603 tue environ 20% de la population londonienne. « Le besoin et la misère sont ici plus grands qu'aucun homme vivant ait connu : il n'y a pas de commerce du tout, les riches sont partis, les employés de maison et les apprentis de métiers manuels mendient dans les rues et tout ceci d'une manière si lamentable que c'est insupportable pour les cœurs les plus forts ». « Les professions les plus touchées par la crise économique sont les colporteurs, les porteurs d'eau, les cochers, les tailleurs, les cordonniers, les gantiers, les marchands d'étoffes et les valets irlandais, congédiés ou abandonnés par leurs maîtres. Seuls les apothicaires, et les fabricants de cercueils prospèrent. »

6
St Bartholomew's Hospital, 1609

C'est dans ce contexte troublé que le jeune diplômé s'installe dans la capitale du royaume. Il fait immédiatement acte de candidature au *College of Physicians*. Le *College* n'admet que les docteurs diplômés des universités anglaises et ne prend pas en compte le diplôme de Padoue aussi prestigieux soit-il, mais ce n'est pas un obstacle car Harvey est aussi diplômé de Cambridge. Il sera admis en 1604. Par ses origines, par sa famille, par son cursus, Harvey appartient à la gentry. Il ne tardera pas à prendre femme. Un mois après avoir été admis *candidate* au *College of Physicians* en attendant de devenir *fellow*, il épouse Elizabeth Browne, le 24 novembre 1604 en l'église St Sepulchre's Newgate. C'est un mariage brillant, le père du marié est maire de Folkestone et le père de la mariée, Lancelot Browne, est médecin du roi. L'assistance n'est faite que de beau monde. Le beau-père donne la main de sa fille à un jeune homme promu à un grand avenir et le jeune marié a toutes les chances de bénéficier des entrées de sa belle-famille dans le monde.

Le couple occupe une maison dans la paroisse de St Martin's extra Ludgate et le jeune médecin ouvre son cabinet. Il consulte sur place et très tôt il s'adonne à sa passion pour la recherche qui l'anime depuis Padoue. Il organise une pièce attenante à son bureau de consultation en une sorte de laboratoire de recherche qu'il appelle son *museum*. Il y installe petit à petit, au gré de l'avancement de ses travaux, des cages et des aquariums pour abriter les petits animaux sur lesquels il travaille – des poissons, des batraciens, des reptiles et des oiseaux, notamment des poules qui lui donnent les œufs sur lesquels il étudie comme son maître Fabrici, la formation de l'embryon.

William et Élisabeth n'auront pas d'enfants. Ils ont un animal de compagnie peu habituel mais à la mode dans la haute société en raison de l'admiration qu'il suscite par son plumage coloré, par son aptitude à se laisser apprivoiser et surtout par son langage : un perroquet venu des îles, très familier, qui adore se blottir sur la poitrine de sa maitresse.

La maison est située hors-les-murs, mais Ludgate est un bon quartier, pas très éloigné de l'imposante cathédrale Saint Paul, dans laquelle toutes sortes de métiers exercent leur activité même pendant les célébrations, au point que l'officiant peut être inaudible en raison du bruit, voire même invisible en raison de la fumée produite par certaines activités. Il y a bien une prison à Ludgate, mais c'est une sorte de prison de luxe. Comparée aux geôles royales, où les conditions de vie sont épouvantables, où les condamnés souffrent de la faim, du froid, de la saleté, des rats et autres vermines et plus encore des interrogatoires cruels, la prison de Ludgate est un paradis. Gérée par une institution, destinée surtout à des personnes ayant commis des malversations financières, qui ont donc des moyens, les conditions de vie y sont beaucoup plus douces que dans les prisons royales où sont enfermés les gens accusés de crimes de droit commun ou politiques. Avec de l'argent, à Ludgate on peut se procurer de la nourriture, du vin, de l'alcool, du tabac, du linge propre. On peut avoir une chambre, on peut recevoir sa femme, ou des femmes, et on peut même sortir.

*

En 1609 le docteur Harvey est nommé chef de service à St Bartholomew's Hospital, un hôpital pour les pauvres situé hors-les-murs qui jouxte le versant ouest du mur d'enceinte de Londres près de Smithfield, le fameux terrain vague qui sert autant aux foires qu'aux exécutions publiques. Il arrive qu'en quittant l'hôpital en fin de matinée, le médecin se heurte à une foule compacte, agitée, excitée, sifflant et vociférant, au sein de laquelle son cheval peine à progresser. La marée humaine avide de spectacle cruel attend impatiemment que le bourreau pousse la sorte de caisse en bois qui soutient le condamné, et que celui-ci chute lourdement et actionne ainsi le nœud qui lui brise le cou, ou encore mieux, car alors la mort n'est pas instantanée, que le bourreau mette le feu au soufre dont on a enduit la sorcière pour enflammer le bûcher et que l'on se délecte autant de ses cris que de l'odeur de chair grillée.

Smithfield est aussi le siège de festivités populaires, car les occasions de faire la fête et d'oublier pour un temps les difficultés de la vie sont fréquentes en ce temps. Elles sont rythmées par les saisons et les fêtes religieuses et sont l'occasion de grands rassemblements, de danses, de chants, de spectacles et de ripailles. *Plough Monday* marque le retour au travail des champs après le repos hivernal, le 25 mars on fête le Nouvel An avant l'adoption du calendrier Grégorien, Saint Valentin célèbre la sexualité, pour *May-Day* on célèbre le retour du printemps en dansant autour d'un mât phallique, car les mœurs sont plus débridées qu'on ne croit. Les espaces entre les fêtes ne sont pas très longs, car on célèbre aussi la fin du carême, le Mardi Gras, la Pentecôte, la danse du Cerf et d'autres.

Le matin le chirurgien part très tôt avant que les sinistres spectacles ne soient donnés. Il quitte sa maison à l'aube. L'hôpital n'est pas très loin, mais cheminer la nuit par les petits matins noirs, par les rues étroites, obscures, sales et boueuses, s'exposer à recevoir le contenu d'un vase de nuit balancé dans la rue par une ménagère matinale, voire à faire une mauvaise rencontre, n'est pas recommandé. Alors Harvey y va à cheval. Son palefrenier lui présente la monture qu'il a harnachée et couverte de son grand manteau noir. Le jeune médecin dans la force de l'âge saute aisément en selle et part au pas.

A l'hôpital, s'étant débarrassé de sa grande cape noire et de son chapeau à large bord, le médecin chef se rend directement à la grande salle des malades. Deux rangées de lits disposées le long des murs, se font face. Tous sont occupés par des malades et des blessés de basse condition. L'odeur est nauséabonde, mélange de vapeurs corporelles, d'effluves de déjections et de la pourriture des plaies, car les fenêtres sont fermées par les matins froids. Des dizaines d'hommes malades ont passé la nuit ici, certains ont vomi, d'autres ont vidé leurs entrailles dans un vase au pied du lit, ou même parfois dans la paille qui leur sert de matelas. Ce n'est pas mieux dans la salle des femmes.

Les religieuses sont déjà à la tâche. Un ou deux assistants sont déjà auprès des malades. Les autres apparaissent dans le sillage du maître et tous forment un petit groupe autour de celui dont ils boivent les paroles : les religieuses, les élèves, les barbiers et le plus fidèle collaborateur, John Woodall, *Master in Chyrurgerie*.

Le groupe passe de lit en lit, le maître s'informe de l'évolution des malades qu'il connait déjà et donne ses prescriptions, s'attarde plus longuement auprès des nouveaux entrants qu'il examine, montre parfois aux élèves un signe caractéristique de telle ou telle maladie, ne manque jamais de dire un mot d'encouragement au malade, formule ses prescriptions et distribue les tâches. C'est Woodall qui pratiquera la plupart des interventions chirurgicales, mais Harvey contrairement aux autres docteurs en médecine qui se consacrent aux potions, aux poudres et à la rhétorique et dédaignent la pratique des gestes qu'ils confient aux barbiers-chirurgiens, lui pratique aussi la chirurgie. Il a étudié la dissection à Padoue, il continue à enseigner l'anatomie et à faire des démonstrations lorsqu'au printemps ou en hiver il dispose de deux corps de pendus. Qui plus est, il ne se contente pas d'avoir étudié à Padoue la façon dont le corps humain est fait, il veut comprendre comment il fonctionne et pour cela il a bien compris qu'il faut observer le vivant. Il est évidemment impossible d'ouvrir l'homme vivant pour voir notamment comment le cœur fonctionne et comment le sang circule – son principal sujet de préoccupation – encore qu'il se dise que certains l'ont tenté. Alors, il expérimente sur l'animal. Il ouvre des animaux vivants et il observe comment le cœur fonctionne, il veut comprendre à quoi sert précisément son activité pulsatile. Il le fait chez lui, dans son *museum*.

De retour chez lui, à midi, il déjeune avec sa femme en compagnie du perroquet, puis il consulte dans son bureau et le pensum terminé car il faut bien gagner sa vie, il s'empresse de retrouver avec plaisir sa ménagerie. Chaque jour le savant nourrit les animaux, nettoie les cages et les aquariums, élimine les corps de ceux qui sont morts avant de se livrer à sa passion, l'expérimentation.

7
Le cœur est un muscle

L'éclair de génie de William Harvey c'est de renoncer à observer les mouvements du cœur sur des mammifères comme le chien ou le cochon. Il faut évidemment ouvrir le thorax de ces animaux vivants et à cette fin les immobiliser solidement par des liens, ce qui est loin d'être simple et demande de l'aide musclée. L'animal cherche à fuir, se débat violemment, hurle et mord, les battements de son cœur qui sont déjà rapides en temps normal accélèrent à un rythme fou sous l'effet de la douleur et de l'agression, phénomène qui sera dénommé Stress trois siècles plus tard par Hans Selye.

Au début Harvey n'est pas loin de penser « comme Frascatoro » dit-il, que seul Dieu peut comprendre les mouvements du cœur. Girolamo Frascatoro (1478-1553), encore un ancien de Padoue, contemporain de Copernic, était un médecin célèbre qui s'était attaché à comprendre la maladie du siècle, la syphilis, importée d'Amérique par les navigateurs. Il avait suggéré que la syphilis, comme d'autres maladies contagieuses pourrait être due à des organismes vivants de très petite taille, par conséquent invisibles à l'œil nu, transmettant les maladies en passant d'un individu à l'autre. Il avait donc pressenti l'existence des microbes causes des maladies infectieuses, mais il ne pouvait évidemment pas en apporter la preuve car le microscope n'était pas encore inventé, et personne ne prêta attention à cette idée, tant elle semblait farfelue aux yeux de ses contemporains.

Harvey ne se décourage pas, il va faire porter ses études sur de petits animaux à sang froid, qui sont plus petits, plus faciles à manipuler et à immobiliser que des mammifères, et surtout dont le cœur est à la fois plus lent et doté d'une conformation plus simple, n'ayant qu'un ventricule et une oreillette ou deux oreillettes selon les espèces. Une idée absurde pour ses contemporains qui pensent depuis Aristote que ces animaux primitifs n'ont pas de cœur.

On pense alors que le cœur aspire le sang arrivé par la veine cave en se dilatant, comme on emplit d'air un soufflet avant de le projeter sur les braises. C'est la diastole. On pense de même que les artères se dilatent pour aspirer le sang du cœur. Au total, on pense que ce mouvement est un mouvement d'aspiration, une dilatation active du cœur et des artères. Harvey va montrer que la vérité est inverse.

Ayant ouvert une anguille vivante, le savant prélève le cœur qui palpite encore un moment, le pose sur la table et observe attentivement. Il constate l'existence de deux mouvements qui se succèdent en alternance ; il y a un temps où le cœur devient plus long et plus étroit, puis un temps où il reprend sa forme moins allongée et redevient un peu plus large. Le prenant à la main, délicatement entre le pouce et l'index mouillés de salive, il constate qu'en même temps que le cœur s'allonge, il durcit comme un muscle qui se contracte.

Maintenant, si ayant ouvert un autre animal, l'ayant fixé sur un liège par de grosses épingles afin qu'il demeure immobile, il observe le cœur en place, il constate qu'en même temps que celui-ci change de forme il blanchit, puis lorsqu'il reprend sa forme, il retrouve aussi sa couleur rouge sombre. Harvey en conclut que lorsque le cœur durcit il se contracte comme un muscle et il blanchit parce qu'il se vide de son sang, et lorsqu'il reprend sa couleur c'est qu'il se remplit à nouveau de sang. Il en déduit qu'au moment où le cœur durcit et blanchit, il se contracte et chasse le sang du ventricule vers les artères. Le cœur et les artères n'aspirent donc pas le sang de façon active pour se remplir – diastole – mais c'est au contraire la contraction active du cœur – systole – qui chasse le sang du ventricule dans les artères, lesquelles se remplissent sous la pression impulsée par le ventricule et non par aspiration. Le cœur est donc un muscle dont la fonction est de chasser le sang vers les artères.

Pour le confirmer Harvey pratique une petite incision au niveau de la pointe du cœur, et il observe que le sang jaillit du ventricule au moment de la contraction de l'organe. Lorsque le cœur redevient mou et reprend sa couleur, c'est parce qu'il se remplit à nouveau de sang provenant des veines, simplement en se relâchant. Le remplissage est un mouvement passif et la fonction essentielle du cœur est de se contracter.

8
Le cœur pulse le sang dans les artères

Très vite le docteur Harvey accède à la notoriété. Sa clientèle comporte des célébrités ; il est possible que Francis Bacon ou William Shakespeare aient été ses clients. En 1615 il est nommé à la position très enviée, probablement grâce à son passage à Padoue dans le temple de l'anatomie, de *Lumleian Lecturer* – une nomination à vie. L'institution des *Lumleian lectures* a été fondée en 1581 par Lord Lumley et le docteur Caldwell. Ces *lectures* sont des cours donnés chaque semaine, les mercredis et vendredis, de dix heures à onze heures. La lecture est délivrée en Latin pendant les trois premiers quarts d'heure et en Anglais pendant le dernier pour ceux qui ne maitrisent pas le latin. On pense aux apprentis barbiers. Les sujets d'étude sont déterminés pour chaque année par cycles de cinq ans. A la fin de chaque année le *lecturer* procède à la dissection publique d'un corps de supplicié pendant cinq jours, qui sont consacrés chacun à une partie du corps différente. La première année est consacrée à la lecture des textes classiques, notamment les écrits de Galien qui est encore la référence de tout le savoir médical, et à la fin de l'année en hiver, il est procédé à la dissection publique d'un corps humain, matin et après-midi pendant cinq jours. La deuxième année est consacrée à des travaux plus avancés sur la chirurgie et à la dissection d'un corps de la tête au bas du tronc. Pour la troisième année on dissèque la tête, la quatrième on dissèque un bras et une jambe et la cinquième année le squelette.

Le protocole est strict. Le *lecturer* n'opère pas lui-même, bien qu'Harvey ayant étudié l'anatomie à Padoue soit tout à fait capable de le faire. Il se tient à côté du corps, muni d'une baguette blanche avec laquelle il donne des indications aux assistants, un peu comme un chef d'orchestre, en même temps qu'il donne des explications à la salle, et c'est un autre docteur le *demonstrator* – nous dirions prosecteur – qui dissèque sous son contrôle, assisté de deux *masters of anatomy*. Le *lecturer* est traité en personnage important. On lui fournit chaque jour de démonstration deux baguettes blanches propres, une bougie pour éclairer si nécessaire l'intérieur du corps, deux tabliers et deux paires de manches de forte toile blancs et propres, qu'il enfile par-dessus ses vêtements pour les protéger. On lui fournit également des instruments de dissection propres et un tapis au sol.

La démonstration est entourée d'un cérémonial qui lui confère une certaine solennité. Le public s'installe en premier, le corps est préparé par les *masters of anatomy*, puis les opérateurs arrivent en cortège. La séance est interrompue à midi pour le déjeuner et reprend l'après-midi. A la fin du cours on remet dans une pièce de papier 10 pounds aux docteurs et 3 pounds aux *masters of anatomy* qui ont fait fonction d'assistants et de préparateurs.

*

Harvey commence évidemment à tenter de faire passer ses idées au cours de ces *lectures*, mais comme il l'écrira plus tard au premier chapitre de son livre, elles ne trouvent pas beaucoup d'écho. Il y faudra du temps, de la patience, de la persévérance et encore beaucoup de travail. Il continue modestement, patiemment et avec opiniâtreté son expérimentation. Chaque jour, après ses consultations, dans son *museum,* il manipule les petites bêtes.

Il met au point une expérience pour démontrer ce qui se passe au niveau des artères afin d'expliquer la perception du pouls. On admet depuis Galien que les artères s'emplissent de sang en se gonflant pour aspirer le sang venu du cœur. Harvey démontre que c'est l'inverse qui se produit en réalité. Sur un serpent ou une anguille qu'il ouvre vivant, dont le cœur bat encore un certain temps, il pique avec une aiguille l'artère principale qui part du cœur et il constate que le sang jaillit par le trou de piqûre au moment précis où le ventricule se contracte, ce qui montre bien que le sang qui gicle est le sang que le ventricule a envoyé dans l'artère en se contractant.

Cela confirme à nouveau que les artères se gonflent parce qu'elles se remplissent sous l'effet du sang expulsé par le ventricule et non parce qu'elles aspirent le sang. D'ailleurs, il a observé chez un malade un cas qui confirme cette explication. Il s'agit d'un homme atteint d'un anévrisme situé à l'origine de l'artère axillaire, l'artère qui descend de l'aisselle dans le bras. L'anévrisme est une dilatation anormale de l'artère, formant une sorte de poche pleine de sang, qui peut être due à différentes maladies. Chez ce patient Harvey a constaté que le pouls au poignet était à peine perceptible. Il en déduit que l'onde de choc provoquée par la contraction du ventricule gauche, transmise par la paroi de l'artère, est amortie par la perte de souplesse de la paroi artérielle au niveau de l'anévrisme et par la présence de la poche de sang qui absorbe le choc.

Il trouve dans ces observations la confirmation que le pouls que l'on perçoit aux artères est provoqué par l'effet du sang pulsé par la contraction du ventricule, comme une gourde en cuir que l'on remplit dit-il, et non par aspiration comme un soufflet. Il compare cet effet à ce qui se passe lorsqu'en soufflant dans un gant on voit les doigts du gant se gonfler et ces observations sont en accord avec les expériences précédentes démontrant la contraction du cœur.

9
La contraction des oreillettes pulse le sang dans les ventricules

Bien qu'étant très occupé par ses nombreuses activités professionnelles qu'il assume avec beaucoup de conscience, Harvey s'implique dans le fonctionnement du *College of Physicians* auquel il restera d'ailleurs très attaché jusqu'à la fin de sa vie. Il a été élu *Censor* en 1613, et à ce titre il a la charge de contrôler avec quelques collègues la pratique des médecins et barbiers, afin de sanctionner les charlatans et d'écarter les brebis galeuses. Les *censors* contrôlent également les officines des apothicaires, car les mauvaises pratiques sont courantes. Certains vendent des médications non reconnues par la pharmacopée ou des produits non conformes et les *censors* sévissent. Plus tard il sera élu au *board* du *college*, composé de huit membres qui délivrent les autorisations d'exercer la médecine aux jeunes docteurs, et il assumera la charge de trésorier.

Parfois, début de consécration, il arrive qu'il soit appelé au chevet du roi Jacques 1er. Le roi venu d'Ecosse, connu pour son manque d'élégance, sa silhouette engoncée par l'épaisseur de capiton qu'il porte par crainte d'un attentat, sa démarche chaloupée, sa langue trop grosse qui le gêne pour parler et ses vêtements tachés. Le roi qui ne se lave que le bout des doigts de temps en temps et qui tripote souvent sa braguette.

Le docteur Harvey se rend d'abord au palais St James à cheval, puis bientôt un coche viendra le chercher et le raccompagner. Il sait se faire apprécier du roi et en février 1618, consécration suprême il devient médecin extraordinaire du roi Jacques 1er. Médecin extraordinaire ne signifie pas que le roi reconnaisse au titulaire des qualités exceptionnelles car il ne sait pas qu'il a à faire à un génie, mais cela signifie simplement que contrairement au médecin ordinaire du roi qui est à la disposition quasi exclusive du monarque, le médecin extraordinaire est appelé ponctuellement lorsqu'on a besoin de ses services. Médecin extraordinaire du roi c'est moins que médecin ordinaire, mais c'est déjà beaucoup. Harvey entre au château, Harvey entre à la cour, Harvey côtoie le monarque, il le connait dans son intimité car le roi est souvent malade, souffrant notamment de la goutte et de calculs urinaires. Harvey côtoie la famille royale, il soigne les enfants royaux, notamment le prince de Galles, futur Charles 1er alors âgé de 18 ans, avec qui il noue des liens de confiance et d'amitié.

*

Les honneurs ne détournent pas le chercheur de son projet. Il poursuit modestement, patiemment et assidûment l'expérimentation dans son *museum*.

L'observation du cœur de petits animaux à sang froid qui bat lentement permet à Harvey de constater que la contraction des oreillettes et la contraction des ventricules se succèdent rapidement mais qu'elles sont séparées par un court instant. Chez les poissons, les grenouilles et les serpents, qui n'ont qu'un ventricule et une ou deux oreillettes, il constate que la contraction de l'oreillette précède celle du ventricule. En outre, lorsque l'animal est sur le point de mourir le ventricule cesse de battre avant l'oreillette, de sorte qu'en palpant le ventricule qui vient de cesser de battre alors que l'oreillette bat encore, il perçoit un mouvement dans le ventricule. Alors, s'il a coupé la pointe du cœur il voit le sang jaillir du ventricule, bien qu'il ait cessé de battre. Cela montre que le remplissage du ventricule est dû à la contraction de l'oreillette et non comme on le pense alors au fait que le ventricule aspire le sang comme un soufflet.

Le Suisse Gaspard Bauhin et le Français Jean Riolan ont déjà observé les mouvements du cœur par la dissection de mammifères vivants, mais ils n'ont pas bien analysé leur succession. Selon eux, les mouvements du cœur sont au nombre de quatre : la contraction de chaque oreillette et la contraction de chaque ventricule. Harvey, en les analysant de façon plus précise, comprend que s'il y a bien quatre mouvements au plan spatial, puisqu'il y a quatre chambres dont les parois se contractent, il n'y en a que deux au plan temporel qui sont synchrones, parce que les deux oreillettes se contractent simultanément et les deux ventricules font de même. Le cœur des mammifères bat trop vite pour que l'on puisse analyser le mouvement, mais l'observation le permet lorsque l'animal est en train de mourir parce qu'alors le rythme cardiaque ralentit et les contractions s'espacent. Chez les mammifères, c'est le ventricule gauche qui s'arrête en premier, puis l'oreillette gauche, puis le ventricule droit et en dernier l'oreillette droite.

Le chercheur finit par résumer le résultat de toutes les observations qu'il a faites, en un seul mécanisme global. Les oreillettes se contractent en premier et envoient le sang dans les ventricules, qui se contractent à leur tour et envoient le sang dans les artères – vers les poumons par la veine artérieuse (artère pulmonaire) et vers le reste du corps par l'artère aorte. Les deux mouvements successifs des deux ventricules et des deux oreillettes se produisent de façon si rapide et si harmonieuse qu'ils semblent n'en faire qu'un. À ceux qui doutent, Harvey compare ce mécanisme à ce qui se passe dans une machine, où le mouvement des engrenages semble simultané alors qu'en réalité chaque engrenage en entraîne un autre, ou encore au mouvement du fusil où le doigt actionne la gâchette, qui entraîne le chien, qui frappe la batterie, laquelle produit l'étincelle qui met feu à la poudre, ou encore à la déglutition qui comporte plusieurs mouvements successifs de la langue, du larynx et du pharynx, de façon si rapide et harmonieuse que l'on ne perçoit qu'un mouvement qui semble unique. Le cœur agit de la même façon, par un mouvement aussi complexe que celui de la déglutition.

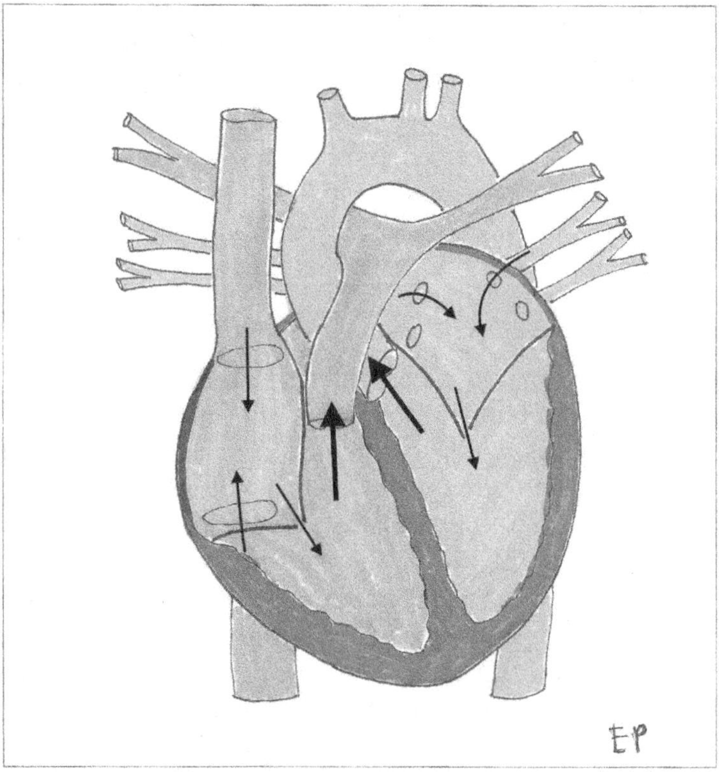

10
Médecin ordinaire du roi, 1625

En 1625, le docteur Harvey est avec les autres médecins ordinaires et extraordinaires du roi Jacques 1er, appelé au chevet du monarque qui meurt le 25 mars en sa résidence royale de Theobalds House, dans le Hertfordshire où il aime résider. C'est son fils Charles qui lui succède.

Le début du règne de Charles 1er, comme celui de son père, est marqué par la même malédiction. En 1625 la peste qui sévit depuis plusieurs années sur le continent ravagé par les guerres en Allemagne, aux Pays-Bas et en Italie atteint l'Angleterre, apportée probablement par les navires de commerce, mais aussi par les soldats qui rentrent périodiquement au pays. En effet, à cette époque près de 20.000 Britanniques servent dans des armées étrangères, en Hollande, au Danemark, en Suède, en France et en Espagne.

L'épidémie perturbe considérablement la vie du royaume. Le roi Jacques 1er est mort le 25 mars, mais les obsèques ne sont célébrées que le 7 mai. Le couronnement de Charles 1er prévu en octobre est reporté au 2 février de l'année suivante. Le 2 juillet 1625 est décrété jour de jeûne pour prier Dieu de mettre fin à la peste, et de mettre fin aussi à la pluie qui ne cesse de tomber depuis un mois, ce qui compromet les récoltes, alors que l'hiver a été anormalement chaud.

Harvey intervient alors au titre de censeur du *College of Physicians*, à la demande du Conseil privé du roi qui demande au *College* de formuler des recommandations. Celui-ci établit le lien qui existe entre la survenue de la peste et les problèmes d'hygiène auxquels Londres est confrontée : la surpopulation et le nombre croissant de logements insalubres, la saleté des rues, les eaux stagnantes, les égouts et autres fossés qui ne sont pas curés. Il recommande des mesures qui n'ont rien à envier à celles auxquelles nous nous soumettons aujourd'hui en cas de pandémie : les voyageurs arrivant en Angleterre doivent être placés en quarantaine et les voyageurs pauvres ne sont pas autorisés à débarquer en raison de leur saleté qui constitue un risque en soi ! Il est recommandé que les morts ne soient pas enterrés dans les églises ou dans leur jardin mais hors de la ville, que les rues soient nettoyées, que les ordures ne soient jetées dans la rue que juste avant leur ramassage pour qu'elles n'y stagnent pas trop longtemps, que les fosses soient curées, que les commerces sales et malodorants soient refoulés en limite de la ville car la pollution de l'air est due aussi aux abattoirs, aux tas de fumier, au poisson pourri et au bétail mort abandonné près des zones d'habitation. Il recommande aussi de diminuer le nombre de tavernes ouvertes, de débits de boissons et de marchands de tabac, afin d'éviter la diffusion de la maladie par contamination. De façon plus générale, il est recommandé d'éviter les rassemblements, de fermer les fenêtres, de tuer les chiens et les chats errants, de détruire les rats, souris et belettes qui vont de maison en maison et transportent l'infection, et d'interdire la possession de lapins et de pigeons. On ignore le mode de propagation de la maladie par les puces des rats, mais même si on lui attribue encore une origine divine, on pressent que le manque d'hygiène et la contamination interhumaine y occupent une grande part.

Le *College* recommande aussi la création d'un conseil de santé comportant plusieurs magistrats et trois représentants du *College*, qui aurait pouvoir de contrôler tout ce qui concerne la santé publique, et disposerait d'inspecteurs ayant le pouvoir de confisquer les produits avariés. Il considère que la famine est un facteur favorisant et qu'en conséquence le gouvernement doit assurer l'approvisionnement en nourriture, veiller à la séparation entre les malades et ceux qui sont encore épargnés, et à placer les proches des malades en quarantaine. Et comme la qualité de l'air est importante et peut être améliorée en diminuant la surpopulation, il va jusqu'à recommander de démolir les maisons insalubres, alors que la pollution de l'air par les fumées du charbon est considérée à cette époque comme jouant plutôt un rôle protecteur contre les miasmes. Quant aux médecins, il leur est recommandé de se protéger en portant une grande robe cirée, des gants et des bottes et le masque en bec d'oiseau empli d'herbes aromatiques, conçu par les médecins français.

Harvey avait l'estime de Jacques 1er, il est l'ami de Charles 1er qui le nommera bientôt médecin ordinaire du roi, avec une confortable indemnité annuelle de 300 pounds, et il aura un appartement au palais royal de Whitehall où il emmènera sa ménagerie pour poursuivre ses recherches. Le médecin du roi passe de plus en plus de temps à la cour et assiste à toutes les cérémonies. Au printemps 1625 il assiste au mariage du roi. Moins de deux mois après la mort de son père, Charles épouse Henriette-Marie de France, sœur du roi Louis XIII, dans le but de se garantir la neutralité de la France catholique dans la lutte contre l'Espagne catholique. Le mariage est d'abord célébré par procuration à Notre Dame de Paris en l'absence du nouveau roi, car il faut faire vite pour parer à l'opposition du parlement anglais qui ne voit pas d'un bon œil que le roi épouse une princesse catholique. Le mariage en personne est célébré peu après à l'abbaye de Cantorbéry le 13 juin, mais cette fois c'est Henriette-Marie qui reste à la porte de l'église, car elle ne saurait assister à une cérémonie protestante. Ensuite le roi sera couronné roi de Grande-Bretagne, de France et d'Irlande le 2 février 1626 en l'abbaye de Westminster.

Après le couronnement du roi en Angleterre, en juin 1633 la cour se rend en Ecosse pour assister au couronnement du roi en Ecosse, à l'abbaye de Holyrood, car Charles est aussi roi d'Ecosse, et son médecin ordinaire est du voyage. Il en profite pour visiter Bass Rock, un îlot rocheux inhabité, émergé à peu de distance de la côte dans l'estuaire du Firth of Forth, occupé par une telle multitude d'oiseaux de mer que l'on ne sait où poser le pied. Le chercheur est passionné par le développement de l'embryon dans l'œuf, qu'il étudie dans le cadre de ses études sur la génération des animaux ; études qui seront publiées en 1651 sous le titre *Exercitationes de generatione animalium*. Gageons qu'il aura prélevé quelques œufs.

Il n'y aura évidemment pas de cérémonie de sacre en France, car le titre de roi de France que s'attribuent les souverains anglais n'est qu'honorifique, simple tradition remontant à la conquête de l'Angleterre par Guillaume le Conquérant.

11
Publication de *De motu cordis,* 1628

En 1628 Harvey publie à Francfort la somme de ses recherches sur la circulation du sang dans un livre écrit en Latin, *Exercitatio Anatomica de Motu Cordis et Sanguinis in Animalibus*, car comme il le précise au chapitre I, lorsqu'il présente les résultats de ses recherches dans ses cours, la chose est reçue avec doute, indifférence, ou même avec des sarcasmes.

Après avoir détaillé dans plusieurs chapitres les expériences qu'il a pratiquées, aux chapitres VI à VIII Harvey en tire les conclusions. En se basant sur la succession des mouvements des différentes parties du cœur et sur la disposition des valves aux différents orifices faisant communiquer ces parties entre elles, il conclut logiquement que le sang doit décrire un circuit dans le corps dont le cœur est le moteur.

Le sang qui arrive à l'oreillette droite par les veines caves est chassé dans le ventricule droit par la contraction de l'oreillette, vers laquelle il est empêché de retourner par la valve tricuspide. Le ventricule droit, expulse le sang vers les poumons par la veine artérieuse (artère pulmonaire) et le sang est empêché de revenir en arrière par la valve pulmonaire. Des poumons le sang retourne au cœur par l'artère veineuse (veine pulmonaire) et arrivé dans l'oreillette gauche il est expulsé dans le ventricule gauche, d'où il est empêché de revenir en arrière par la valve mitrale. Enfin, la contraction du ventricule gauche le chasse dans l'artère aorte à l'orifice de laquelle la valve aortique interdit le retour en arrière. De l'existence des valvules dans les veines Harvey déduit aussi que dans les veines le sang ne peut circuler que dans un sens : en direction du cœur.

L'existence du circuit est obligatoire parce que, vu la quantité de sang que le cœur envoie dans les artères à chaque systole, s'il ne retournait pas au cœur, les veines ne tarderaient pas à être vides et les artères à être distendues au point d'éclater.

On conçoit comment cette description peut être difficile à admettre par ses contemporains, alors qu'on leur apprend depuis toujours qu'il y a deux sangs, le rouge et le noir, l'un circulant dans les artères, l'autre dans les veines, où d'ailleurs il peut circuler dans les deux sens, et que lorsqu'ils ont tous deux respectivement accompli leur fonction, qui est de nourrissement pour le sang noir et d'apporter l'esprit vital pour le sang rouge, ils s'évaporent. Ils ne peuvent que s'évaporer après avoir atteint les extrémités sans quoi celles-ci éclateraient sous l'effet de l'accumulation, puisqu'on n'a pas encore compris qu'il n'y a qu'un seul sang et qu'il fait un circuit dans le corps.

Harvey ne peut pas expliquer comment le sang des artères passe dans les veines aux extrémités des membres, car les vaisseaux capillaires sont invisibles à l'œil nu et que le microscope n'a pas encore été inventé, alors il imagine qu'il passe par des « porosités de la chair ». Il ne sait pas non plus ce qui se passe dans les poumons, car ni l'oxygène ni l'hémoglobine n'ont encore été identifiés. Alors il conclut logiquement que dans les poumons l'air a pour fonction de « rafraichir » le sang. Colombo, encore un ancien de Padoue, avait déjà compris que le sang noir arrive aux poumons par la veine artérieuse, mais il n'avait pas conceptualisé la totalité du circuit du sang. On pensait que le sang allait aux poumons pour les « nourrir ».

Dans les chapitres suivants Harvey donne d'autres arguments pour soutenir sa théorie, car il faut arriver à persuader le monde médical et les philosophes de sa véracité. Il relate d'autres expériences. Sur les serpents et les poissons, en posant une ligature sur la veine qui arrive au cœur il observe que le segment compris entre la ligature et le cœur se vide rapidement de son sang, ce qui prouve bien que le sang arrive au cœur par les veines. Si au contraire, il pose la ligature sur l'artère qui part du cœur, il constate que le segment compris entre la ligature et le cœur se distend au point que le cœur peut s'arrêter par engorgement, si on ne lève pas la ligature à temps.

Chez l'homme, lorsqu'on place un garrot modérément serré, de façon à comprimer les veines mais pas les artères, ce que l'on fait pour pratiquer la saignée par exemple, on constate que les veines deviennent turgescentes puis elles se dégonflent lorsqu'on lève le lien. Elles gonflent parce que le sang continue d'arriver du cœur par les artères mais ne peut s'échapper par les veines comprimées par le garrot. Les veines dégonflent lorsqu'on cesse de les comprimer parce que le sang retrouve sa voie normale en direction du cœur. Toutes ces observations s'accordent pour établir le circuit du sang dans le corps et pourtant le concept ne sera pas admis sans une forte opposition des savants de l'époque.

12
L'attaque des opposants, 1630

Les esprits obscurantistes refusent la théorie de Harvey qui est opposée à toutes leurs convictions et ils l'attaquent violemment. L'opposition vient de toute l'Europe, de Jean Riolan et Gui Patin à Paris, de Parisanus à Venise, de Plemp en Hollande et même de Primerose en Angleterre qui n'est pas le moins virulent.

Il faudra longtemps avant que l'hypothèse de Harvey soit reconnue, même dans son pays. Alexander Reid qui enseigne l'anatomie aux barbiers-chirurgiens à Londres, publie à plusieurs reprises de 1637 à 1658, donc encore trente ans après la publication de l'œuvre de Harvey, plusieurs éditions de son manuel d'anatomie dans lequel il fait toujours référence à la conception de Galien.

Primerose, qui était d'origine écossaise, mais né en Saintonge et diplômé de la faculté de médecine de Montpellier, avait été admis au *College of Physicians* de Londres en 1629, Harvey étant membre du jury. Dès 1630 il fit paraître la première attaque contre Harvey, dans laquelle il réfutait la totalité de la théorie. Il interprétait entre autres choses la fonction des valvules des veines comme un simple renforcement de leur paroi. Quant à la relation de l'air et du cœur, il citait une expérience ancienne attribuée à Vésale, consistant à réséquer la paroi thoracique d'un animal vivant. On constate dans ce cas que les poumons se collabent et que le cœur cesse rapidement de battre, mais si on insuffle alors de l'air dans les poumons par la trachée, on constate que ceux-ci se gonflent d'air à nouveau et que le cœur se remet à battre. Il interprétait cette expérience de façon erronée, comme la preuve que l'air de la trachée passait dans le cœur pour le revivifier.

Parisanus allait encore plus loin. Il imaginait une expérience dont on peut espérer qu'il ne l'ait pas mise en pratique, qui consistait à poser un lien serré sur le bras d'un pauvre bougre, à le torturer jusqu'à ce qu'il soit à demi-mort, et il attribuait le gonflement des veines provoqué en fait par le garrot, à l'atrocité de la douleur provoquant l'afflux de sang. De toute façon selon lui les expériences de Harvey pratiquées sur de petits animaux n'avaient pas de valeur puisqu'Aristote affirmait qu'ils n'ont pas de cœur.

Riolan et Descartes réagirent plus tardivement et de façon plus modérée, surtout Descartes qui semble avoir admis une partie de la théorie. Quant à Plemp, un médecin hollandais qui occupait la chaire d'anatomie à Louvain, d'abord opposant à Harvey, il changea progressivement d'avis, peut-être sous l'influence de Descartes, puis devint un chaud défenseur de la circulation du sang.

*

C'est qu'en ce début de 17ème siècle les croyances irrationnelles sont solidement ancrées dans les esprits, même les plus éduqués. Le roi Jacques 1er lui-même par exemple, croyait dur comme fer à la sorcellerie, il avait même publié un traité de Démonologie en 1597, alors qu'il était encore roi d'Ecosse sous le nom de Jacques VI, avant de devenir roi d'Angleterre à la mort d'Élisabeth. Le traité décrit les moyens de démasquer les sorciers et les sorcières, surtout les sorcières d'ailleurs. Avant tout on tient compte des témoignages de l'entourage, ainsi que des aveux des autres sorcières recueillis lors des interrogatoires. Interrogatoires musclés évidemment. On recherche aussi la présence dans la maison de la personne suspecte de figurines de cire ou d'argile, de mèches de cheveux, d'os, de poudres diverses, de livres de sorcellerie, de pots ou d'endroits où les esprits peuvent être cachés, lieux reconnaissables à ce qu'il s'en dégage une odeur détestable.

Les sorcières se reconnaissent aussi à la marque du diable qui se trouve de préférence en des parties cachées. Ce peut être un petit téton que le diable peut sucer, ou une autre marque qu'il laisse en suçant, ou une tache bleue ou rouge ressemblant à une piqûre d'insecte. Un signe caractéristique est que la tache est insensible et ne saigne pas lorsqu'on la pique. Ce peut être aussi un phénomène surnaturel, comme lorsqu'un homme fort ne parvient pas à sortir du lit un enfant ou une personne faible, ou quand un sujet vomit des épingles, des aiguilles, des ongles, de la paille, des cheveux, ou même des braises ou du plomb ! En cas de doute, un test constitue une preuve irréfutable, il consiste à faire toucher par le suspect le corps d'un mort, si le suspect est un sorcier ou une sorcière, alors le cadavre se met à saigner. On peut aussi attacher la sorcière avec deux cordes tendues entre les deux rives d'un ruisseau par deux hommes forts et la plonger dans l'eau. Si elle parvient à nager il est fort probable que ce soit une sorcière. Dans ce cas on la ressort de l'eau, on attache son pouce droit au gros orteil gauche et vice-versa et on la replonge dans l'eau. Si elle parvient encore à nager, il n'y a plus de doute. Il faut reconnaitre que la difficulté du test est telle, que la probabilité que la personne suspectée le passe avec succès et soit donc considérée comme une sorcière est très faible. Pourtant on a brulé beaucoup de sorcières.

Le roi Jacques était persuadé d'avoir été victime d'un charme lors de son mariage avec la princesse Anne du Danemark, alors qu'il était encore roi d'Ecosse. L'usage voulait en effet pour les noces royales, que le mariage fût célébré en deux temps. Il était d'abord célébré par procuration dans le pays de la princesse avec un proche du roi envoyé pour l'occasion. La célébration se faisait bien évidemment de façon symbolique, soit que le représentant du roi s'assît simplement sur un lit au côté de la princesse, soit que dans le lit il touchât de sa cuisse nue, celle de la princesse. Après quoi la désormais reine se rendait avec sa suite rejoindre le roi dans son royaume, celui-ci venait l'accueillir en personne à son arrivée et le mariage véritable était finalement célébré dans le pays dont la princesse allait devenir reine.

Le mariage de Jacques VI d'Ecosse et Anne du Danemark fut donc célébré par procuration le 20 août 1589 au château de Kronborg, après quoi la princesse devait se rendre en Ecosse par la mer quelques jours plus tard, mais elle en fut empêchée par une très forte tempête et son bateau dut trouver refuge sur les côtes de Norvège. La tempête fut attribuée à de la sorcellerie et au Danemark on brûla quelques sorcières. Après cela, les autorités danoises considérant que la saison était trop avancée pour que la princesse pût reprendre la mer en toute sécurité, Jacques décida d'aller en personne chercher sa femme. Il prit la mer le 22 octobre. Le mariage fut célébré le 23 novembre à Elseneur. Les époux royaux passèrent le reste de l'hiver à la cour de Copenhague, puis repartirent pour l'Ecosse en avril suivant, et lors du voyage de retour le bateau du roi fut encore mis en danger par des vents contraires.

La tempête ayant été attribuée à la sorcellerie on enquêta, et en décembre on arrêta en Ecosse quatre suspects, Joan Fian un maître d'école connu pour se livrer à la sorcellerie fut le premier inculpé, puis trois sorcières, Agnes Sampson, Barbara Napier et Euphemia McCalyan. En tout 39 personnes furent inculpées. Agnes Sampson fut amenée devant le roi et une assemblée de nobles qui l'interrogèrent sans résultat. Alors elle fut renvoyée en prison et examinée à la recherche de la marque du diable. On lui rasa tout le poil, on lui tordit la tête avec des cordes pour la faire parler, mais elle ne parla pas jusqu'à ce que la marque fût découverte dans ses parties intimes. Lors des interrogatoires, les prévenus déclarèrent qu'il y avait eu une réunion de huit ou neuf personnes sous la direction de Joan Fian, qu'une lettre avait été envoyée à une certaine Marion Lenchap disant qu'il fallait provoquer la tempête le jour du départ de la reine pour l'empêcher d'arriver en Ecosse. Les sorcières dansèrent en réunion sur la plage et chantèrent en chœur dans l'église où le diable les attendait sous la forme d'un homme noir. Pour les punir d'être en retard il leur infligea d'avoir à embrasser ses fesses en signe de soumission, ce qui fut fait sur la barre de la chaire. Après quoi il partit en imprécations contre le roi Jacques d'Ecosse.

Lors d'un autre interrogatoire en présence du roi lui-même, la sorcière avoua que la veille de la nuit de la Toussaint, accompagnée de 200 sorcières, elles allèrent en bateau, buvant et chantant jusqu'à l'église de North Barrick. Un chat auquel avaient été attachées les parties d'un homme mort fut porté en une procession animée de chants et d'incantations jusqu'au rivage, puis il fut jeté à la mer, ce qui provoqua la survenue immédiate de la tempête.

Après quoi il y avait eu une réunion en 1590 à laquelle le démon lui-même assistait sous la forme d'un homme noir. La matrone Agnes Sampson proposa cette fois-ci de provoquer la mort pure et simple du roi. Le diable répondit qu'il ferait son possible, mais que ce serait une tâche difficile, car le roi ayant été oint bénéficiait de la protection divine. Il leur ordonna de fabriquer une figurine en cire sur laquelle il jetterait un sort et aussi de faire rôtir un crapaud, de le pendre par les pattes, de recueillir les excrétions qui s'en écoulent dans une coquille d'huitre, de les mélanger à d'autres poisons et de placer ce venin en un lieu qui permettrait de le faire couler sur la tête du roi, ou encore de se procurer un linge appartenant au roi, pour y appliquer ce produit qui aurait provoqué la mort dans des souffrances atroces. Elle déclara avoir tenté d'obtenir un linge appartenant au roi, d'un certain John Kers serviteur dans la chambre du roi, mais que celui-ci refusa.

Tous les suspects furent soumis à la question en la présence du roi lui-même. Ioan Fian fut jugé en premier et soumis à la torture des brodequins mais il ne parla pas. On racontait que dans la nuit le démon lui était apparu, vêtu de noir, portant une baguette blanche et lui aurait dit qu'après sa mort il lui appartiendrait. Le matin Ian avait disparu. Il fut retrouvé et réinterrogé. Il se récusa, fut de nouveau torturé en présence du roi, mais ne confessa rien jusqu'à ce que l'on découvrît deux épingles enchantées piquées dans sa tête. Alors il put parler. Il fut à nouveau soumis aux brodequins jusqu'à ce que les os des pieds fussent broyés. On lui arracha les ongles et on lui enfonça des épingles dans la pulpe des doigts. Enfin, condamné à mort, il fut étranglé et brûlé. Agnes Sampson et Euphemia avouèrent également sous la torture. Barbara fut déclarée innocente, peut-être en raison de son rang.

Dans ce contexte de croyances magiques et de sorcellerie, il faudra beaucoup de temps pour que la démonstration factuelle du docteur Harvey parvienne à sortir les médecins de l'espace de confort où ils se cantonnent, en faisant référence en toute circonstance à Galien et aux « esprits », si utiles pour expliquer ce que l'on ne comprend pas.

13
Le Discours de la méthode

Médecin ordinaire du roi c'est aussi conseiller, et Harvey s'acquitte scrupuleusement de ses responsabilités, même s'il lui en coûte d'abandonner pour un temps ses recherches. En 1629 le roi Charles lui demande d'accompagner son neveu James Stuart, Duc de Lennox âgé de 17 ans, pour une mission sur le continent. En fait de mission, il s'agit évidemment d'un tour destiné à parfaire l'éducation du jeune homme, et la mission est un témoignage de confiance de la part du roi. Bien que cette interruption dans la recherche lui pose problème, Harvey l'accepte. Il en est honoré et de toute façon on ne refuse rien au monarque.

Alors, il réunit le *Board* et demande la permission de démissionner de son poste de trésorier du *College* qu'il a accepté un an plus tôt et il demande également l'autorisation de s'absenter de son poste à l'hôpital. Finalement, il ne part qu'au printemps 1631, toutes les démarches ayant été accomplies, pour rejoindre la mission déjà partie avant lui. Ayant traversé le Channel, en France il parcourt des régions dévastées par la guerre dans les villes de la Loire, sur la route qu'ont empruntée les troupes du roi Louis XIII pour combattre les protestants retranchés à la Rochelle. Il est frappé par la maigreur des gens du peuple qui n'ont plus rien à manger, « maigres comme des anatomies ». A la même époque la peste ravage l'Italie du Nord, on a compté 35000 morts à Vérone.

A St Bartholomew's on commence à s'agacer de toutes ces absences. On est prudent avec le médecin du roi, mais on ne peut pas continuer à avoir un chef de service si souvent absent. Alors, avec son accord, en novembre 1634 on lui adjoindra un assistant : le Dr Andrews qui meurt six mois plus tard et auquel succèdera le Dr Clarke.

En 1634, Harvey est chargé de la direction d'un comité de chirurgiens et de sage-femmes ayant à rechercher la marque du diable sur les corps d'un groupe de femmes suspectées de sorcellerie à la suite d'une histoire rocambolesque rapportée par un jeune garçon du nom de Edward Robinson. Il semble que l'accusation de sorcellerie n'ait pas été retenue et il est possible qu'Harvey, avec son esprit scientifique y ait été pour quelque chose.

En 1635, le roi demande à Harvey d'examiner le corps de Thomas Parr dont on dit qu'il serait mort à l'âge de 152 ans et 9 mois. On affirme qu'il a vécu sous les règnes de neuf souverains successifs ! Il vivait alors frugalement dans le Shropshire quand il fut conduit à Londres pour être présenté au roi comme phénomène par Thomas Howard Comte d'Arundel. Il mourut chez Arundel. Harvey pratiqua l'autopsie, conclut que les organes internes étaient en bon état et que le patriarche aurait peut-être pu vivre encore un peu. On attribua sa mort au changement de l'air pur de la campagne pour l'air empesté de Londres, ou à l'alimentation trop riche qui lui était servie au palais d'Arundel, alors qu'il était habitué à la frugalité.

Harvey et Arundel se lièrent d'amitié, et au début de 1636, lorsqu'Arundel fut envoyé à Vienne comme ambassadeur extraordinaire auprès de l'Empereur Ferdinand II, Harvey était membre de la mission. Encore une ! La mission partit de Margate le 8 avril 1636, atteignit la côte hollandaise le 10, voyagea jusqu'au Rhin, puis par voie d'eau à travers l'Allemagne, traversant plusieurs villes, pour atteindre Nuremberg le 20 mai. A Nuremberg Harvey proposa à Caspar Hofmann de faire une démonstration de son concept de la circulation du sang, espérant le convaincre car Hofmann était un opposant. Hofmann, encore un ancien de Padoue, ayant étudié aussi à Strasbourg et à Bâle, était alors professeur à l'université d'Altdorf. L'assistance fut convaincue, mais Hofmann ne cessait d'assaillir Harvey de questions visant à le contredire, au point que celui-ci s'énerva, jeta son scalpel et quitta la salle. Il adressa en retour une lettre à Hofmann dans laquelle il réfutait les arguments de l'Allemand, le renvoyant à maintes reprises à son livre, poliment mais avec une grande fermeté.

Le voyage n'était pas sans danger car on traversait des territoires en proie à la guerre de Trente Ans qui ne prit fin qu'en 1648. Vienne fut atteinte le 24 juin, puis Linz où ils furent reçus par l'empereur. Ayant quitté Vienne le 1er juillet, Harvey partit avec Arundel en Italie acheter des tableaux pour le roi. Venise fin août, Florence début septembre, Rome début octobre. Le voyage de retour fut long et la mission ne rentra à Hampton Court Palace que le 30 décembre 1636.

*

En 1637 Descartes publie à Leyde en Français, de façon anonyme, Le Discours de la Méthode. Dans la cinquième partie il rapporte des éléments de physiologie tirés du traité du Monde et du traité de l'Homme, probablement édulcorés, car il avait prudemment renoncé à publier ces traités qu'il avait rédigés en 1633, ayant eu connaissance de la condamnation de Galilée. Il y évoque la circulation du sang et le travail de William Harvey.

Il est d'accord avec la notion de circuit du sang, et rend hommage au « médecin d'Angleterre » qui a enseigné le premier « qu'il y a plusieurs petits passages aux extrémités des artères par où le sang qu'elles reçoivent du cœur passe dans les petites branches des veines, d'où il va se rendre derechef au cœur... ». On ignore toujours l'existence des capillaires, mais on admet qu'il faut bien que le sang trouve une voie de passage des artères vers les veines pour qu'il y ait circuit. Ce sont les fameuses « porosités » dont parle Harvey.

Cependant, si Descartes admet l'existence d'une « circulation perpétuelle », il en donne une explication mécaniciste théorique bien éloignée de la réalité démontrée expérimentalement par Harvey. Il ne semble pas avoir admis que le cœur est un muscle et qu'il agit comme tel. Il fonde tout sur la chaleur intense qui règne dans le cœur. Pour lui celle-ci provoque la dilatation de chaque goutte de sang arrivée dans le cœur, « ainsi que font généralement toutes les liqueurs lorsqu'on les laisse tomber goutte à goutte sur un vaisseau qui est fort chaud », entrainant le gonflement du cœur et le passage du sang vers les poumons où il s'épaissit et se convertit derechef en sang sous l'effet de l'air frais avant de revenir au ventricule gauche. C'est même plus qu'une dilatation, c'est une vaporisation, puisqu'il la compare à des gouttes de liquide tombant sur un récipient très chaud. En somme, il explique l'action du cœur comme une sorte de machine à vapeur. Cependant, le fait de reconnaitre l'existence d'un circuit constitue déjà un pas en avant considérable dans la connaissance.

14
La guerre civile et la décapitation du roi, 1642 – 1649

Lorsque la guerre civile éclate en 1642, William Harvey en homme d'honneur prend le parti du roi. Il aurait pu ne pas le suivre, sachant la gravité de la situation, revenir à sa position de médecin de Saint Bartholomew's Hospital et à son cabinet de médecin réputé à Londres. Il n'aurait couru aucun risque car la révolution anglaise n'a pas ressemblé à la révolution française qui allait survenir un siècle et demi plus tard. Ce n'était pas la terreur, on ne coupait pas les têtes massivement ; certes on a décapité aussi, mais essentiellement des leaders politiques. C'était une guerre entre les troupes des fidèles du roi et celles du parlement. Harvey reste fidèle au roi qu'il a connu adolescent lorsqu'il allait au palais de Whitehall soigner son père, et dont il est devenu l'ami, le médecin ordinaire et le conseiller.

La guerre civile est l'aboutissement de longues années d'affrontements entre le roi Charles Ier et le parlement. Normalement le parlement est convoqué par le roi et dissous par le roi à sa seule initiative, mais le roi a aussi besoin du parlement, notamment pour obtenir des subsides. Or depuis 1628 le roi confronté à l'opposition du parlement ne l'a plus convoqué. Il gouverne seul et pour obtenir de l'argent il lève des taxes, qui pèsent de plus en plus sur la population, qui sont jugées illégitimes et qui sont très mal acceptées. Les difficultés sont encore aggravées par la personnalité des conseillers du roi.

Georges Villiers, à l'origine un gentleman d'origine modeste, mais bel homme, beau parleur, élégant, était devenu le favori du roi Jacques Ier qui l'avait fait Duc de Buckingham en 1623, puis il était devenu l'ami de Charles Ier sur lequel il exerçait un grand ascendant. Aventurier, prétentieux, dépourvu de principes, et de surcroit commettant beaucoup d'erreurs, notamment quelques expéditions militaires malheureuses et coûteuses en hommes et en argent, il était détesté et finit par être assassiné par un officier en 1628.

William Laud fut nommé archevêque de Canterbury par Charles. Lui était un homme intègre, mais animé de la volonté d'établir une Église unique dans tout le royaume, ce qui le faisait détester des catholiques comme des puritains qui eux voulaient une Église encore plus dépouillée de faste que l'Église anglicane et forcément de l'Église catholique romaine. Il était autoritaire et n'hésitait pas à faire appliquer la loi de façon brutale : en 1637 trois puritains, John Bastwick, Henri Burton et William Prynne, furent condamnés à la prison et à avoir les oreilles coupées et le visage marqué au fer rouge des lettres SL (*Seditious Libeller*) pour avoir écrit des pamphlets contre Laud ! A la révolution, Laud fut arrêté et jugé pour trahison comme Strafford.

Thomas Wentworth était un membre du parlement d'abord opposé au roi, mais que celui-ci était parvenu à retourner en sa faveur et qu'il fit Comte de Strafford et gouverneur du Nord. Strafford était un homme à poigne qui accomplissait les missions que lui confiait le roi avec grande brutalité, notamment en Irlande et en Ecosse où il avait été envoyé mater les oppositions. Détesté, il est accusé en 1640 de haute trahison par le parlement. Le procès dure 14 jours, mais en réalité la sentence est écrite d'avance, car il n'y a aucune preuve permettant d'accuser Strafford de haute trahison. Le roi et la reine assistent au procès alors qu'à l'extérieur la foule hurle des imprécations. Strafford est condamné à mort, mais la sentence ne peut être exécutée qu'avec la signature du roi. Charles commence par refuser de signer la condamnation à mort de son fidèle serviteur, mais embarrassé, ne sachant comment réagir, il décide de prendre l'avis de son conseil privé. Celui-ci lui conseille de signer la condamnation, arguant du fait que la paix du royaume vaut plus que la vie d'un homme. La reine en pleurs implore également le roi en ce sens, par crainte de la menace qui pèse sur la famille royale. Une lettre de Strafford lui-même formule le même avis au roi, mais il est probable qu'elle ait été en réalité rédigée sous la pression des partisans de la condamnation à mort. Après avoir tergiversé, par faiblesse et par manque de courage, le roi finit par signer et Strafford est décapité le 12 mai 1641. Quant à Laud, il est oublié en prison à la Tour de Londres et ne sera exécuté que quatre ans plus tard. Alors le parlement est plus fort et plus arrogant que jamais et le roi perd graduellement son pouvoir.

Le 4 janvier 1642, dans un sursaut de bravoure, Charles se rend en personne à la chambre des communes, accompagné d'une troupe d'hommes en armes, pour arrêter son plus farouche opposant John Pym et quatre autres meneurs, mais les cinq hommes ont été prévenus et ils ont eu le temps de fuir avant l'arrivée du roi. La rupture entre le roi et le parlement est consommée. Quelques jours plus tard, Charles ayant compris qu'il est en danger quitte Londres avec sa famille, ses fidèles et sa troupe.

Harvey a courageusement choisi son camp, il part avec le roi et fera partie de l'aventure jusqu'à la fin. Comme les autres membres de la Cour il abandonne son appartement à Whitehall, il charge ce qu'il peut d'affaires personnelles, il saute à cheval, il abandonne ses écrits et sa ménagerie sans savoir s'il les retrouvera un jour, et il part avec les royalistes.

Les armées du roi et les troupes levées par le parlement vont s'affronter pendant quatre ans. L'appartement du savant à Whitehall est saccagé comme le reste du palais, ses effets personnels et surtout les notes qu'il avait accumulées sur ses recherches, notamment ses travaux sur la génération des insectes sont dispersés ou détruits.

La première bataille conséquente à lieu à Edge Hill le 23 octobre 1642. Le roi se jette dans la bataille en personne. Harvey ne participe pas au combat, il assure la garde des deux princes de 12 et 10 ans, le prince de Galles et le duc d'York, qui allaient devenir plus tard Charles II et Jacques II, dans une tranchée au sommet de la colline, lisant un livre. Bientôt il en est délogé par un boulet tombé à proximité. Ayant mis les deux jeunes princes à l'abri, il part alors sur le champ de bataille soigner les blessés.

Après la bataille dont aucun des deux camps ne sort victorieux, le roi décide de marcher sur Londres. Le 27 octobre il occupe Banbury et le 29 il entre dans Oxford en triomphe. La ville universitaire est alors transformée en place forte et devient le quartier général de l'armée royale. Les hommes en armes investissent les murs d'enceinte. Les collèges servent de logements pour les membres de la cour et les soldats, ainsi que d'entrepôts pour les vivres et les munitions.

*

A Oxford, Harvey continue ses études sur la génération, son autre sujet de recherche, en travaillant sur les œufs de poule qu'il fait éclore dans sa chambre, avec la collaboration d'un certain Georges Bathurst élève de Trinity College, qui sera tué deux ans après à la bataille de Faringdon, puis de Charles Scarborough venant de Caius College à Cambridge, comme Harvey.

Harvey avait été initié à la recherche sur l'embryon de poule par son maître Fabrici d'Acquapendente à Padoue. Cependant, en l'absence du microscope, qui ne serait utilisé pour découvrir les micro-organismes et notamment les spermatozoïdes par Leeuwenhoek qu'un demi-siècle plus tard, ses recherches sur la génération sont forcément limitées et sont loin d'avoir le même impact que sa recherche sur la circulation. Sur l'embryon de poulet il avait mis en évidence l'existence des battements du cœur. Ayant ôté la coquille de l'œuf, en plaçant le contenu dans un récipient en verre contenant de l'eau tiède, il observe un tout petit point rouge qui par alternances apparait lorsqu'il s'emplit de sang et disparait lorsqu'il se vide. Il a fait la même observation sur une petite crevette transparente.

En même temps Harvey exerce son art auprès de la cour et de la population. En avril 1645 il est nommé directeur du collège de Merton en succession de Sir Nathaniel Brent qui a été déchu de ses fonctions par le roi pour avoir rallié le camp des parlementaires. Harvey partage l'hôtel où est logé le directeur de Merton avec des officiers et aussi avec la reine lorsqu'elle séjourne à Oxford, venant de France où elle se réfugie parfois.

En mai 1645 la ville est assiégée par le général Fairfax comte de Camerone, un presbytérien, alors que le roi est à Droitwitch. Le 14 juin les forces royales sont écrasées à Naseby et le 10 juillet à Langport. Le 28 décembre en désespoir de cause, le roi ordonne de faire des prières spéciales à la chapelle les mercredis et vendredis, l'ultime espoir étant que Dieu lui vienne en aide. L'année 1645 est d'une grande tristesse. La cour se dépeuple, les rats quittent le navire. Le roi n'a plus de ressources. La reine est retournée en France. Le monarque a confié son fils aine à un groupe de fidèles qui l'amèneront sous leur protection aux iles Scilly, puis à Jersey, d'où il partira en France rejoindre sa mère. Seuls quelques fidèles restent avec le monarque, dont William Harvey qui sera un des derniers à le quitter.

Sachant maintenant que la partie est perdue Charles décide de se rendre aux Ecossais en espérant plus de clémence de leur part puisqu'il est avant tout roi d'Ecosse, et il tente de négocier son retour en Ecosse avec l'aide de Richelieu. Les Ecossais ont franchi la frontière, ils sont en Angleterre, à Newark. Ils sont certes opposés à la monarchie et à l'Église anglicane, mais ils ne sont pas non plus favorables à l'Angleterre, avec laquelle ils sont en opposition depuis toujours quels que soient ses dirigeants. Alors le roi se dit qu'il vaut peut-être mieux tomber dans leurs mains que dans celles des parlementaires qui seront sans merci.

Le 26 avril 1646 le roi décide de quitter Oxford secrètement avant que la ville ne soit prise. On lui coupe les cheveux qu'il portait longs jusqu'aux épaules, ainsi que sa barbe en pointe et on le déguise en serviteur. On informe les officiers qui commandent les différentes portes de la ville que trois hommes vont quitter la ville dans la nuit, sans que chacun d'eux sache que les autres officiers ont tous reçu le même message. Vers minuit un groupe de trois hommes se présente à chaque porte de la ville. Un des groupes est formé de John Ashburnham, Michael Hudson, deux fidèles du roi et du monarque lui-même déguisé en domestique de Lord Ashburnham, dont il porte le bagage sur sa monture.

Après de multiples pérégrinations, le roi se présente au général écossais Leslie à Newark près de Nottingham. Il se présente aux Ecossais comme leur roi, mais eux le considèrent en fait comme leur prisonnier. Alors il est gardé à Kelham Hall avec le respect dû à son rang certes, mais il est tout de même prisonnier. Les Ecossais négocient pendant plusieurs mois avec le parlement un accord financier pour leur livrer le roi. Finalement, le roi sera livré au Parlement en 1647. Après de nouvelles péripéties, il sera jugé comme traitre et décapité le 30 janvier 1649. Le billot fut installé sur une plateforme dressée devant la Banqueting House. Un symbole, puisque ce lieu de réception somptueux avait été construit précisément par Charles pour les cérémonies royales comme un temple à la royauté.

Oxford s'était rendue le 24 juin 1646. Charles Scarborough avait été diplômé la veille. Le Prince Rupert duc de Cumberland et son frère le Prince Maurice, les neveux anglo-germaniques du roi qui avaient combattu vaillamment, quittaient la ville avec les derniers membres de la cour, dont William Harvey, juste avant que les troupes de Fairfax y pénètrent. Rupert parvint à quitter l'Angleterre et il entra au service de Louis XIV. Harvey rentra à Londres.

15
Encheiridium vs *Exercitationes*, dernières expériences, 1648 – 1649

A la mort du roi fait suite une période de désordre jusqu'à ce qu'Oliver Cromwell, après avoir maté violemment les Irlandais et les Ecossais, rentre en Angleterre. Ayant dissout le parlement, il devient Lord protecteur en 1653, il rétablit l'ordre et exerce une véritable dictature jusqu'à sa mort en 1658. Harvey ne verra pas la fin de la dictature parce qu'il mourra le trois juin 1657. Il se fait discret, la période est difficile, les amis du roi défunt ne se sentent pas en totale sécurité, bien que la notoriété du grand médecin le protège quelque peu.

Le vieil homme est fatigué – il a 68 ans lorsqu'il rentre à Londres, mais en ces temps c'est déjà un âge avancé –, il endure les douleurs de la goutte et il souffre d'artériosclérose. Il est seul, sa femme est décédée et ils n'ont pas eu d'enfants. Ses frères Matthew et Michael, ainsi que John, le compagnon des jeux d'enfance à Folkestone sont morts aussi. Il n'a plus le courage d'exercer, il se retire à la campagne, résidant à tour de rôle chez chacun de ses trois frères encore en vie. Il conseille à Scarborough de s'installer à Londres et il lui lègue son instrumentation chirurgicale. En 1655 il démissionne de sa fonction de *Lumleian lecturer* en faveur de Scarborough et lègue au *College* sa propriété de Burmarsh dans le Kent.

Au Docteur Ent qui lui rend visite à la Noël 1650, il dira qu'il n'éprouve que peu le désir de vivre plus longtemps. Cependant, sa santé déclinante ne l'empêche pas de continuer à travailler à sa recherche. Il poursuit la rédaction de ses études sur la génération et il continue également à défendre vigoureusement sa doctrine sur la circulation envers ses détracteurs, notamment envers Jean Riolan-lejeune, titulaire de la chaire d'anatomie à la Faculté de Paris, médecin ordinaire de Louis XIII et de la reine-mère Marie de Médicis, partisan de la doctrine de Galien, et qui est un des plus virulents opposants à la conception de Harvey.

En effet, il faudra du temps pour que la découverte soit acceptée. En 1648, vingt ans après la première publication sur la circulation du sang par Harvey, Riolan publie un ouvrage de chirurgie intitulé, *Encheiridium anatomicum et pathologicum* dans lequel il critique la conception de son collègue anglais, et il lui en fait parvenir un exemplaire par courtoisie. En effet, malgré leur opposition scientifique les propos des deux chirurgiens sont toujours empreints d'une grande urbanité. D'ailleurs ils ont dû se rencontrer quelquefois à la cour de Charles, parce que Riolan étant médecin de Marie de Médicis, il l'a accompagnée parfois lorsqu'elle se rendait à Whitehall chez sa fille Henriette-Marie épouse du roi Charles. Harvey répond à Riolan dans deux essais – *Exercitationes* – publiés en 1649.

Riolan admet en gros l'existence de la circulation, mais pas totalement. Il pense notamment que dans les veines du tube digestif – les veines mésaraïques – le sang ne circule pas, mais au contraire qu'il y stagne pour les nourrir – il croit toujours que le sang noir a une fonction de nourrissement – et qu'il ne reflue dans les gros vaisseaux « que s'il y est porté par force lorsque ces gros vaisseaux manquent complètement de sang, ou encore si sa chaleur et son impétuosité naturelles le poussent dans les gros vaisseaux ». De même, s'il admet que le sang circule dans les veines en direction du cœur et dans les artères en s'éloignant du cœur, il pense qu'il peut cependant aller à contre-courant dans les petites veines des bras et des jambes si elles sont vides pour les remplir. Enfin il affirme en accord avec Galien qu'il existe des anastomoses – des communications directes – entre artères et veines faisant passer le sang directement des artères aux veines et vice versa, qui sont différentes des « porosités » de Harvey.

En somme, il veut bien concéder que le sang effectue un circuit dans le corps, mais point trop n'en faut. Il ne veut pas « détruire la vieille médecine » ; il donne raison avec prudence – en même temps dirait-on aujourd'hui – au moderne et aux anciens.

Harvey répond point par point dans une longue dissertation agrémentée de nouvelles expérimentations. Pour infirmer l'existence des anastomoses il décrit l'expérience suivante : on ouvre la poitrine d'un animal vivant et on ligature la veine cave près du cœur, de sorte qu'il n'arrive plus de sang au cœur. Si on coupe alors rapidement – l'animal étant encore vivant – les deux artères jugulaires[3], on constate que les artères se vident rapidement de sang alors que les veines restent pleines. S'il y avait des communications entre les deux, les veines devraient se vider également.

Pour confirmer que les pulsations artérielles sont dues à l'impact du flot de sang et non à un mouvement propre des artères – car on croit encore suivant Galien que les artères s'emplissent en « aspirant » le sang et non sous l'impulsion de la contraction ventriculaire – Harvey propose de refaire une expérience citée par Galien et par Vésale, mais qu'ils ont mal interprétée, peut-être faute de l'avoir pratiquée réellement. En ligaturant une artère sur un tube introduit dans sa lumière, on constate que l'artère se dilate au-dessus de la ligature et que le pouls en aval est affaibli. Ce n'est pas parce que l'artère ne se dilate pas en aval, c'est parce que le flux sanguin est partiellement diminué par la présence du tube.

À ceux qui pensent que le sang contenu dans les veines et le sang contenu dans les artères sont deux sangs différents il oppose l'expérience suivante : on ponctionne une grosse

[3] Aujourd'hui on dit veine jugulaire et artère carotide

artère et une grosse veine d'un animal, une brebis par exemple, et on recueille le sang qui s'en écoule dans deux récipients différents. Lorsque tout le sang a coulé et coagulé dans les deux récipients on constate qu'il n'y a aucune différence entre le sang des deux côtés, ni en quantité ni en aspect. C'est le même sang. Il n'y a qu'un seul sang qui circule des veines vers les artères en passant par le cœur et le poumon, puis des artères aux veines par les fameuses « porosités » des tissus.

Harvey critique le recours aux « esprits » en réponse aux phénomènes que l'on ne comprend pas. On fait référence au minimum aux esprits naturels transportés par les veines, à l'esprit vital transporté par les artères et à l'esprit animal transporté par les nerfs. Cependant, comme il ignore évidemment le métabolisme cellulaire, il est bien obligé de faire appel à une « chaleur interne » du sang qui le fait se dilater, se gonfler et monter de la veine cave dans l'oreillette droite comme les substances qui fermentent. « La chaleur innée est l'agent général de toutes les fonctions ». Cette « chaleur innée » c'est l'énergie fournie par le métabolisme, mais on ignore encore tout de la chimie.

Son travail sur la génération est publié en 1651 sous le titre *Exercitationes de Generatione Animalium.* Il y décrit les différents stades du développement de l'embryon, surtout sur l'œuf de la poule et aussi sur certains animaux ovipares comme le serpent. Sa recherche à ce niveau est évidemment limitée par l'impossibilité de recourir au microscope, mais il fait néanmoins des observations intéressantes à l'œil nu et à l'aide de la loupe. Dans le droit fil de sa recherche sur le cœur, il affirme notamment que le cœur et le sang se forment avant le foie et que par conséquent celui-ci ne peut pas être comme on l'affirme le siège de la formation du sang, mais au contraire qu'il se forme à partir de la veine ombilicale : « De même que les raisins procèdent de la grappe porteuse... de même le foie accroché à la veine ombilicale en sort – comme aussi...les tumeurs sarcomateuses accrochées aux rameaux des artères qui les nourrissent ».

A partir de cette notion d'artère nourricière, il a pratiqué, probablement le premier, la dévascularisation d'une tumeur en pratique clinique, chez un homme porteur d'une tumeur solide développée dans les bourses, « si grosse que personne n'avait osé l'opérer », dont il a pu ainsi faire l'ablation.

Dans une lettre à Paul Marquard Schlegel de Hambourg datée du 26 mars 1651, à propos du travail de Riolan, Harvey mentionne une expérience qu'il a pratiquée récemment sur le corps d'un homme « récemment étranglé », donc pendu.

On pratique d'abord la ligature de la veine artérieuse (artère pulmonaire) et de l'artère veineuse (veine pulmonaire), ainsi qu'une incision du ventricule gauche. On a donc exclu la circulation pulmonaire. On introduit dans le ventricule droit par la veine cave un petit tube raccordé à une vessie de bœuf contenant environ un demi-litre d'eau chaude. En injectant l'eau sous pression dans le ventricule droit on constate que le ventricule droit et l'oreillette se gonflent violemment mais qu'il n'y a aucun passage dans le ventricule gauche. Ce qui prouve qu'il n'y a pas de communication directe entre cœur droit et cœur gauche.

Si maintenant on lève les ligatures sur les vaisseaux et que l'on introduit le tube dans la veine artérieuse avec une ligature en dessous pour empêcher l'eau de passer dans le ventricule, on constate que l'eau ressort par l'incision du ventricule gauche ; ce qui prouve qu'elle est bien passée de la veine artérieuse au ventricule gauche par les poumons et l'artère veineuse.

16
Le cœur du savant cessa de battre, 1657

Bientôt le vieux savant entre dans une période de retraite studieuse. Il demeure tour à tour chez ses frères, à Roehampton au sud-ouest de Londres, à Rolls Park près de Chigwell en Essex ou à Winslow's Hall une propriété proche de la petite église de Hempstead où il sera enterré avec les autres membres de sa famille.

Harvey souffre beaucoup de douleurs attribuées à la goutte. Pour les soulager il recourt au froid. Il s'assied au froid jambes nues ou alors il les fait tremper dans un seau d'eau froide, jusqu'à ce que frigorifié il aille se réchauffer près du fourneau. Il garde aussi par-devers lui une préparation à base d'opium qu'il prend lorsque les douleurs sont intolérables. Comme il est mort d'un AVC, on peut penser qu'il souffrait aussi d'artérite.

Sa petite nièce raconte que lorsqu'il séjournait chez Eliab à Roehampton, en cas d'insomnie, il se levait et marchait en chemise dans sa chambre jusqu'à ce qu'il soit bien rafraichi avant de se remettre au lit.

Il a cessé la recherche, il a accompli une tâche considérable et il a dit ce qu'il avait à dire. Il consacre son temps à se cultiver, à lire, notamment de la poésie et des mathématiques. Il lit *Clavis mathematicae* la méthode de vulgarisation des mathématiques à la mode en ce temps.

Au printemps 1657, le vieil homme presque octogénaire, est confiné dans sa chambre, dans la maison de son frère Eliab à Roehampton dans le Surrey, soigné par sa petite nièce. Il passe son temps dans un fauteuil près de la fenêtre, contemplant la campagne anglaise de ce début d'été, car ses jambes ne le portent plus. L'après-midi du 3 juin, il déclare d'abord qu'il n'y voit plus clair, puis il parle difficilement. Il vient de faire un AVC. Il demande à voir ses proches. Il donne à son entourage la montre qu'il a utilisée pour ses expériences et sa chevalière. Il demande par signes à Pembrose l'apothicaire de Blackfriars de lui faire une saignée à la langue. Celui-ci procède à l'intervention – on rapporte qu'il le fait maladroitement – ce qui n'empêche pas l'homme qui avait révolutionné la recherche médicale de s'éteindre.

Le 3 juin 1657 le cœur du savant qui avait élucidé son mystère cessa de battre et son sang se figea dans les veines.

Bibliographie

William Harvey. His life and times: his discoveries: his methods. Louis Chauvois. Hutchinson medical publications; London 1957

William Harvey 1578-1657. D'Arcy Power. Réédition Amazon de l'édition originale de Fisher Unwin ; London 1898

William Harvey. De motu cordis. Traduction en Français par Charles Richet (1869), préface du Pr Hamburger. Christian Bourgeois; Paris 1990.

William Harvey Englishman. KJ Franklin. MacGibbon and Kee; London 1961

The circulation of the blood and other writings. Traduction en Anglais de l'œuvre de William Harvey. Everyman; London 1990

Shakespeare's England. RE Pritchard. Sutton Publishing; Stroud 2003

The annotated demonologie. King James. Modern English transliteration. Copyright BR Warren; 2016

James I. Charles Williams. Reedition ICG testing.com

Charles I. Jacob Abbott. Réimpression Amazon; 2022

The plagues of London. Stephen Porter. Tempus Publishing; 2005

The English civil wars. Blair Worden. Orionbooks.co.uk

Elizabethan London 1572. Old Home; Oxford

L'Invincible Armada. Georges Blond. Librairie Plon ; Paris 1988

La vérité sur l'affaire Galilée. Aimé Richardt. François-Xavier de Guibert ; Paris 2010

Discours de la méthode. René Descartes, présentation de Laurence Renault. Flammarion ; Paris 2016

Histoire de l'Angleterre. Bernard Cottret. Éditions Tallandier ; Paris 2019

Shakespeare. Bill Bryson. William Collins Books; Londres 2016

Jean Riolan. *Encheiridium anatomicum et pathologicum.* https://anatomia.library.utoronto.ca/islandora/object/anatomia%3ARBAI013

Structures éditoriales du groupe L'Harmattan

L'Harmattan Italie
Via degli Artisti, 15
10124 Torino
harmattan.italia@gmail.com

L'Harmattan Hongrie
Kossuth l. u. 14-16.
1053 Budapest
harmattan@harmattan.hu

L'Harmattan Sénégal
10 VDN en face Mermoz
BP 45034 Dakar-Fann
senharmattan@gmail.com

L'Harmattan Cameroun
TSINGA/FECAFOOT
BP 11486 Yaoundé
inkoukam@gmail.com

L'Harmattan Burkina Faso
Achille Somé – tengnule@hotmail.fr

L'Harmattan Guinée
Almamya, rue KA 028 OKB Agency
BP 3470 Conakry
harmattanguinee@yahoo.fr

L'Harmattan RDC
185, avenue Nyangwe
Commune de Lingwala – Kinshasa
matangilamusadila@yahoo.fr

L'Harmattan Congo
67, boulevard Denis-Sassou-N'Guesso
BP 2874 Brazzaville
harmattan.congo@yahoo.fr

L'Harmattan Mali
ACI 2000 - Immeuble Mgr Jean Marie Cisse
Bureau 10
BP 145 Bamako-Mali
mali@harmattan.fr

L'Harmattan Togo
Djidjole – Lomé
Maison Amela
face EPP BATOME
ddamela@aol.com

L'Harmattan Côte d'Ivoire
Résidence Karl – Cité des Arts
Abidjan-Cocody
03 BP 1588 Abidjan
espace_harmattan.ci@hotmail.fr

Nos librairies en France

Librairie internationale
16, rue des Écoles
75005 Paris
librairie.internationale@harmattan.fr
01 40 46 79 11
www.librairieharmattan.com

Librairie des savoirs
21, rue des Écoles
75005 Paris
librairie.sh@harmattan.fr
01 46 34 13 71
www.librairieharmattansh.com

Librairie Le Lucernaire
53, rue Notre-Dame-des-Champs
75006 Paris
librairie@lucernaire.fr
01 42 22 67 13

www.ingramcontent.com/pod-product-compliance
Lightning Source LLC
LaVergne TN
LVHW051407061026
849535LV00009B/3399
9782336487908